U0085230

思想觀念的帶動者

文化現象的觀察者

本土經驗的整理者

生命故事的關懷者

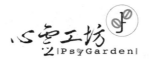

心靈工坊 [PsyGarden]

Holistic

探索身體，追求智性，呼喊靈性
攀向更高遠的意義與價值
是幸福，是恩典，更是內在心靈的基本需求
企求穿越回歸真我的旅程

The Craving Mind:

From Cigarettes to Smartphones to Love-Why We
Get Hooked & How We Can Break Bad Habits

渴求的心靈
從香菸、手機到愛情，如何打破難以自
拔的壞習慣？

賈德森‧布魯爾（Judson Brewer）——著

陳建鴻——譯

獻給那些受苦的人們

第二部　進擊吧，多巴胺！ / 195

開啟對癮的不同視野

胡君梅／華人正念減壓中心執行長

　　這是一本很有意思的書，作者賈德森（Judson）是正念腦神經研究的重要科學家。2016 年我參與由麻大醫學院正念中心所主辦的羅馬全球正念大會時，參加過他的工作坊，當時他把正念科研和正念練習結合一起，令我印象深刻。對許多從事正念科研的學者而言，正念只是一個研究課題，自己本身並不落實正念練習，他則是少數實修的科學家。

　　這是一本介紹「癮」的科普書籍。癮，是近年來越來越常見的議題，也是問題。在中文裡有「上癮」與「成癮」。上癮，呈現出重複性的行為特徵，通常也是愉悅、尚可中斷的。成癮，就有無法自拔與負面的味道，箇中的情緒是苦樂夾雜的。身兼精神科醫師的賈德森，討論的範圍從菸藥成癮議題，擴及一般大眾常見的上癮行為，例如：對社群／媒體／視頻難以自拔的癮、喜歡什麼事情都與自己扯上關係的癮、抑制不住東想西想的癮、好分析／思考／詮釋的癮、扭曲事實盲目愛戀的癮。從這個角度看，人們可上癮或成癮的就多了，控制上癮、權力上癮、頹廢上癮等都是。

　　當對一件事情上癮或成癮時，老實說都不好搞，此時已是有理講不清的狀態。賈德森認為之所以會上癮，主要是因為個體受到某

種**刺激**之後，所因應的**行為**，產生了某種**獎勵**作用，他稱此為「獎勵導向學習」（Reward-based learning）。這樣的行為越多，就越容易不假思索地抱持某個特定的觀點而不自覺，猶如隨身帶著一副有色眼鏡，賈德森稱此為「主觀偏見」（subjective biases）。火上加油的是人們常誤將興奮當幸福，因此追求錯了方向還繼續著，不斷受苦。此外，人們錯視壓力為惡敵，青紅不分地總欲除之而後快。殊不知壓力其實是個羅盤，能定下心好好看羅盤的指引，才能有效定位與定向。

正念練習增加覺察、開放與好奇的能力，有助於看清楚「刺激－行為－獎勵」間的每個歷程。非評價的練習彷彿讓眼鏡去色，得以較清晰地看到無所不在的主觀偏見。直接安住與壓力同在的練習，使我們能觀察與調查壓力的內容和形式，也看到壓力如何消失，建立新的「刺激－行為－獎勵」。這些都有助於我們可以好好運用壓力這個羅盤。

此外，正確的觀念也很重要，書中提及佛學心理學中著名的緣起法（dependent origination）——沒有任何一件事情出自於偶然，每一件事情都是充分條件與必要條件都具備了，才會形成。當其中一個或多個條件不具備時，就不會形成，或者就瓦解了。從這個角度看，任何事情都是可以理解與破解的。

書中隨處交織著科學研究，包括：杏仁核的作用；多巴胺的影響；簡述《快思慢想》書中，關於第一時間的衝動／快速反應／情緒導向／自我參照的腦區（以後扣帶回皮質〔posterior cingulate cortex, PCC〕為代表）與相對於較能自我控制／邏輯思考／計畫執行的腦區（以背外側前額葉皮質〔dorsolateral prefrontal cortex,

DPC〕DPC 為代表）；而運用功能性核磁共振儀器所看到的「即時 PCC 回饋」，則用來測試分心或專注的狀態。

　　本書以行為主義貫穿，伴隨著生活常見的問題、科學研究、佛學心理學、精神醫學、作者的故事與親身體驗。最後以一個建構於《清淨道論》的行為傾向問卷做為結束，奇幻地橫跨古今中外。測試看看，你的行為傾向是哪一款吧！

成癮年代，正念療癒

張立人／《終結腦疲勞！台大醫師的高效三力自癒法》作者、
身心科醫師

Elsa 是四十歲的高中女老師，向我抱怨：「今天下巴突然冒出又紅、又腫、又痛的膿包，到底什麼原因？」

我仔細端詳後，說：「這是個發炎性表皮囊腫。從實招來，是不是昨晚睡很少？」

Elsa 驚訝地盯著我：「你，怎麼知道？我昨晚追劇到凌晨三點才睡，早上七點又得起床。」

我說：「睡眠不足，容易引起發炎性的皮膚病呢！妳怎麼追劇到這麼晚？」

Elsa 說：「最近我班上學生狀況多，很晚下班，回家忙完小孩與家事，已經晚上十點，身心俱疲、肌肉痠痛、心情煩躁，常追劇來消除疲勞，想不到一口氣追到凌晨三點，起床時累斃了！」

我問她：「當妳覺得身心俱疲，最需要的是？」

她遲疑了一下，說：「休息，去睡覺吧？但我在追劇！」

我說：「這就是關鍵病因！不只妳，現代人身心俱疲時，常用快感來刺激大腦，惡化失眠、焦慮、憂鬱、分心、健忘等腦疲勞症狀，更引發自律神經失調、荷爾蒙紊亂、免疫系統過度發炎，向癌症之路大步邁進。請記得：回頭是岸！」

Elsa 的故事是「數位人」（Homo digitalis）的縮影：熬夜追逐看不完的 X 劇、拼積分與排名的手機遊戲、耽溺於暴力線上遊戲、隨時查看社群媒體訊息與被按讚數量……我們要從大腦榨乾最後一滴多巴胺，來澆灌腦疲勞的炙熱沙漠。網路科技是快感加速器，對於大腦結構還屬於石器時代的我們，完全是種「超常刺激」。

本書作者美國精神科醫師暨神經科學家賈德森博士，在「科技上癮」章節中，提到使用臉書強度（包含臉書的好友數、每天花在臉書上時間長短）愈強，依核（nucleus accumbens）活化的程度愈高，屬於掌管快感的多巴胺神經迴路。

他解釋：「我們的社交美食嘗起來就跟真的食物一模一樣」，然而，「就像我們學會在悲傷時吃巧克力一樣，習慣性上社群媒體並沒有解決最初讓我們難過的核心問題。我們只是單純地從巧克力或者是臉書聯想到自我感覺良好而已。」

一針見血！「科技上癮」是現代人成癮問題之一，其他還有物質成癮，如菸癮、酒癮、毒癮（K 他命、搖頭丸、安非他命、海洛因與新興毒品），以及同屬行為成癮的賭癮。還不只如此，連吃也能成癮！

美國國家藥物濫用研究院院長諾拉・沃爾考（Nora Volkow）等科學家發現：肥胖者常貪食，對食物的渴求感強烈，且無法抗拒食物的誘惑，其腦部生理竟與毒癮者類似，都存在多巴胺神經迴路失調，肥胖可能是食物相關的成癮症。包括嗜食症（binge eating disorder）在內的「食物上癮」（food addiction），是導致全球性肥胖的重刑犯，卻在多年緝兇行動中，始終逍遙法外。

不巧的是，網路科技時代中，職場窮忙族最重要的兩件「小

確幸」，正是「滑手機」，加上「嗑甜食」啊！一不小心，卻出現「科技上癮」，以及「食物上癮」，腦疲勞惡化了，肥胖甩不掉，慢性病纏身，醫生宣告終身服藥。

該怎麼辦呢？斷網、加上斷食？

可喜可賀的是，你可以繼續上網、吃東西，依然保持令人豔羨的健康——只要你懂得「正念」（Mindfulness）。「念」的中文字由「今」與「心」所組成，意指完全參與此時此刻，保持覺察、專注、不批判的開放之心。

當你「正念上網」，一次專注於一種 App，也能暫時「和手機分手」，好好聽講、開會、打報告、和朋友聊天、關心家人。你不再邊吃飯、邊滑手機，而是全心享受每一口食物的滋味，細心地覺察：飽食感何時出現？這時吃進去的，是身體所需要的食物量，這就是「正念飲食」。

網路科技時代的成癮，是失效的自我醫治行為，真正議題在於：如何根本改善腦疲勞？

我提出「高效三力自癒法」，由「正念力 × 好眠力 × 好食力」構成。「正念力」是三力之首，讓「好眠力」與「好食力」成為可能，一方面讓大腦節能而高效地運作，一方面讓疲勞腦得到完全的休息，拯救一沒手機就焦慮不安、無法睡好睡滿、總是貪吃與亂吃的「數位人」。

本書作者在正念療法造詣甚深，融會最新腦部影像研究、認知行為心理學、還能回溯到原始佛教經典。你將了解成癮深層原因，學習正念解方，「回頭是岸」，踏上身心療癒之路。

我得提醒你：若你閱讀此書上癮，純屬正常現象，免驚！

| 推薦序三 |

渴求的心靈

喬·卡巴金

　　有個無庸置疑的事實，雖然它通常會被忽略以及小覷，但在每個人的頭部，就在大面積的頭骨底下，僅僅只有約 1.36 公斤重的東西（大概佔了人體重量的百分之二），是我們已知宇宙中最複雜的組織，也就是人類的大腦；它讓我們能做到的事情超乎想像，只要你訓練眼睛與心靈去觀察，就會發現人類創造的奇蹟無所不在。它超越過、並擁抱了所有身為人類所面對的所有苦痛折磨，而我們是多麼常因為忽略自己是誰又是怎樣的一個人，而造成自己與他人的苦痛。我們很容易墨守成規、惡習不改，甚至鬱鬱寡歡，我們渴求著某種感覺，某種能夠讓自己圓滿完整的感覺，某種能夠安心做自己的感覺，在生活中感到真正平靜，甚至只要短暫片刻，或是一天、或是一小時就好。與此同時，諷刺的是，我們忽略了一件事實，其實是我們害得自己成為錯覺的奴隸，成為想讓自己圓滿完整的強烈渴求所奴役，但事實上，我們已經圓滿、已經完整。但不曉得什麼緣故，我們有時候會忘了這點，或者從來沒有記起過，又或者我們感到遍體鱗傷，缺乏足夠的支持、方法，或途徑來重拾我們的圓滿（這也是英文中的健康「Health」和療癒「Healing」這兩個詞的原始意義）與美好，無法接受我們天賦完整性所具有的潛力。

本書提供了這樣一條途徑，由作者條理清晰並專業地引領讀者們找回自己。你現在就站在登山口，這是展開這場冒險的絕佳位置，你將要對抗滿是欲望的心靈中侵蝕身心的成癮症狀，重拾你本質中的完整面向，並學習體現你的圓滿。

大腦有著複雜的結構、網路、功能、不可思議的彈性，而且作為一種多元自我組織學習基質，大腦十分多才多藝（這是生物歷經數十億年的演化結果，在我們的時代，不管在生物性上還是文化性上，大腦都以一種驚人的快速程度持續演化當中），但直到最近，這一切的一切甚至連科學家都還無法全然理解。現在，拜神經科學以及科技發展之賜，大腦的結構與它幾乎無邊無際的功能與潛力，更不用說它那全然神祕的感受力，都令我們嘆為觀止。藉由深思熟慮的過程，在相對而言極度短暫的出生與死亡之間的時間，我們艱困地承擔下龐大的人類遺產，並克服我們可能面對的挑戰。我們認清這遺產的全貌，這或許表示，我們會擺脫不健康的惱人惡習的糾纏，獲得更全面的醒悟、更完全的覺察、更充分的體現、更圓滿的連結，總而言之，基於這神祕湧現及其能力與潛力所造就的奇妙天性，我們將更全面地明白，自己究竟是誰以及自己的本質是什麼。

想一想——而且，你得為自己具有思考能力感到驚奇——（最新統計顯示）你的大腦由大約八百六十億個單獨的神經細胞所組成，稱為神經元（neurons），而有數百萬計的神經元將其延伸到身體的各個部位，我們的眼睛及耳朵、鼻子、舌頭、皮膚，透過脊椎（spinal cord）與自主神經系統（autonomic nervous system），幾乎能夠到達身體每一個區域與器官[1]。大腦中這六百八十億個神經元還有著許多細胞好朋友，稱為神經膠細胞（glial cells），它們的確

切功能還未完全知曉，但被認為具有支持這些神經元的功能，讓它們保持健康與快樂，雖然有人猜想它們的作用可能遠遠不只如此。這些神經元們以高度專業且特化的方式組織起來，在大腦中較大的高度分化區域中形成許多迴路，這些區域包括了皮質（cortex）[2]、中腦（midbrain）、小腦（cerebellum）、腦幹（brain stem），並存在各種不同的位置（loci）或是所謂神經核（nuclei），而神經核包含了許多獨特的構造，如視丘（thalamus）、下視丘（hypothalamus）、海馬迴（hippocampus）、杏仁核（amygdala）等等，整合並連接了生命體的許多功能。這些功能包括動作與移動、趨近與迴避行為、學習與記憶、情緒與認知與這兩者的持續性調節、對外在世界的感知，以及透過位於不同皮質區域上的身體「地圖」對自我身體的感知、對他人的同理心與同情心，當然，還有上述感知的所有面向，那是我們之所以為人類的終極本質，也就是意識。

　　六百八十億個神經元中的每一個神經元，都有著大約一萬個突觸（synapses），因此大腦中的神經元之間就有數百萬億的突觸連結，構成了幾乎無限且不斷變化的網路，以適應不斷改變的環境與複雜性，尤其在學習能力上特別突出，從而優化我們的生存機會，還有個人及集體的福祉。這些迴路根據我們所為或所不為、遭遇到什麼，以及我們選擇如何和它建立關聯，進而持續不斷重塑自己；這些腦中的連結似乎會根據我們所追求的、所扮演的、所認知的，以及所體現的，不斷發展並強化。

　　我們的習慣、我們的舉動、我們的行為，還有我們的思考會驅動、深化以及最終統合成為大腦中所謂的功能性連結，也就是將不

xii

同區域連接起來，形成必要的聯絡管道，化過去的不可能為可能，這就是學習的真諦。事實證明，如果你利用某種特別的方法訓練自己專心致志，也就是使用本書中所描述的正念羅盤練習法，就會發現這過程進展得十分迅速。我們的心靈是被渴求以及大大小小各種不同綁架人生的癮頭所形塑而成的，如果我們不專注於面對不理想或是令人厭惡的境遇，這樣的不專注恰好深化心靈中的刻板習性，導致無止盡的慣性反應與苦痛。所以對我們每一個人來說，這代價十分不斐。

現代的神經科學已經揭露出大腦愈來愈多迷人的不同面向，甚至每一天都持續有新的發現，有鑒於我們與大腦中這樣無窮無盡複雜度及能力之間關係密切，不可否認地，我們要挑戰如何運用現有的知識更加了解自己的生活，以及我們是如何生活，並且將這龐大的成果納為己用，增進我們的健康、快樂、創造力、想像力，而最終獲得深刻的幸福安樂，這不僅僅是為我們自己，也是為了一切萬物，那些與我們共享生活和地球的大地萬物。

我們內在的各種不同層次上，傳承著這樣經過精緻規劃的繁複與美感，它動搖了我們的心靈，啟發我們明白——啊，我忽略了一點沒提，很明顯地，這些念頭都是來自一種自我感受，而這個「自我」是擁有心靈的！——它動搖了我們的心靈，啟發我們明白我們仍在受苦，我們變得憂鬱，我們變得焦慮，我們傷害別人、也傷害自己，而且諷刺的是，我們輕易地就陷進了相對無意識的習慣模式，好讓我們感覺舒緩一點；而這些習慣可能會摧毀我們所渴求的幸福。

而這種痛苦、這種窒礙，來自於一種悵然若失的感受，縱使

　　渴求的心靈：從香菸、手機到愛情，如何打破難以自拔的壞習慣？

我們擁有一切，縱使我們無疑是奇蹟似的存在、十分聰慧、天賦極高，不管在學習、成長、療癒，以及在整個人生歷程的轉變上，我們都擁有無可比擬的可能性。我們該如何了解這一點？為什麼我們感到如此空虛，如此地需要持續的滿足感，需要不停地立即滿足欲望？當所有的一切都已經說了做了，到底我們真正渴求的**是什麼**？**我們為什麼會有渴求**？而且追根究柢，**到底是誰**在渴求？誰佔有著你的大腦？是誰作主？是誰在承受苦果？有誰能讓事情好轉？

這些問題在賈德森‧布魯爾（Judson Brewer）所寫的這本發人深省的書中有著詳盡的描述與妥善的解答。賈德森‧布魯爾是麻州醫學大學（University of Massachusetts Medical School）醫療、健康照護，與社會研究正念中心（Center for Mindfulness in Medicine, Health Care, and Society）其中的治療性神經科學實驗室（Therapeutic Neuroscience Laboratory）負責人[3]，身為精神科醫師且在成癮性精神醫學中已有充足的臨床經驗，賈德[4]深入了解各種成癮問題所帶來的疑難雜症、它們導致的障礙與疾病，以及最終讓我們承受的痛苦折磨，所有一切都來自於內心的渴求，或多或少這都會發生在我們所有人身上。身為人類，當我們面對這些情況時，要不是選擇全然忽略，就是對此感到無能為力；我們的內在能量以及改變的潛力，似乎遙不可及，甚至未被真正認識。

賈德一方面追隨著成癮精神醫學的主流發展，另一方面他也一直是正念靜觀（meditation）長期和高度投入的實踐者，同時也是一位認真的學生，學習古典佛教的教義、傳統與來源，正念靜觀的練習法就是以這些為基礎。在西方心理學被認可的數千年以前，渴求就被細緻且迷人地刻劃描寫在佛教經典當中，它在佛教心理學所

提到痛苦和不幸的起源中，扮演著根本的關鍵角色，很快你就會從本書中了解。

　　賈德在他的臨床工作與實驗研究所達成的、還有在這本書中所撰寫的，就是將以上關於心靈的兩大知識領域加以整合，尤其是關於成癮傾向上的認識，清楚傳達給大家，並且讓我們了解正念練習如何簡單地在當下，甚至隨著時間的推移，有著極大的潛力，真正將我們從各種不同的渴求中解放，這些渴求也包括了想保護渺小自我的渴求，這個念頭或許已經過度膨脹失去控制，同時你可能也不了解深陷於渴求當中的「小我」只是「大我」當中的一小部分。這個「大我」知道渴求浮現出來，正以某種不幸的方式驅使著你的一舉一動，也明白這種成癮模式長期可能帶來的不良後果。

　　本書從西方心理學的角度介紹了史金納（B. F. Skinner）的操作型制約（operant conditioning）以及其清楚易懂的架構，讓我們更能理解人類的行為。這觀點在某些情境下很受用，但也伴隨著許多問題與嚴重限制，它如此地一面倒向行為主義，讓認知過程所扮演的角色毫無意義，更不用說心智本身的覺察了。更重要的是，它緊扣著**獎勵**所被公認最為有力的註解，這通常忽略了或甚至完全否認那同樣強大的神祕力量、認知與無私。這些人類的能力超越並消除了從史金納及其他科學家的曾進行過的經典動物研究中，一般被人們所理解的獎勵概念。有些經驗，比如藉由了解自我所帶來的真實自然的舒適感，或是以開放的心靈探索這塊領域，可能在本質上深刻地令人感到充實滿足，而這和以外在導向的史金納獎勵系統各自獨立運作、互不相關。

　　為了超越行為主義中操作制約的限制，賈德在書中為我們介

xv

紹佛教概念，其中便以正念（mindfulness）作為靜觀的準則與練習方式，幾千年來，這套方法在亞洲文化中蓬勃發展，而且由於它奠基於佛教中心教義「緣起」（dependent origination）的架構，不但系統性強而且實用性高，十分方便我們學習如何將我們從渴求之心的主導下，有時候甚至是霸權統治下，給解放出來，矛盾的是首先我們得和這渴求之心培養出親密關係。這一切取決於一遍又一遍去認識自己是如何被看似無窮無盡的自我參照（self-referencing）所限制綑綁，以及我們是否能在不嚴厲批判自己的情況下就覺察到這一點、培養出其他更有自覺的方式，在每次渴求浮現時用心**回應**，而非毫無自覺的**反應**。

自我參照在這是很重要的一塊，最近的研究顯示，在實驗中受試者被要求什麼都不做時（同時以功能性核磁共振掃描儀器 fMRI 中測量受試者的大腦活動），他們就會預設進入胡思亂想，而這些胡思亂想大多都是關於受試者本人的敘事，也就是：「我自己的故事」，比如我的未來、我的過去、我的成功、我的失敗等等這些個人事蹟。大腦掃描中，我們可以看到大腦中線大部分皮質區域變亮，意思就是明顯神經活動度上升，縱使你被要求的是在機器中什麼事情都不要做。這區域理所當然地被命名為預設模式網路（default mode network, DMN），有時候這也被稱為敘事性網路（narrative network），因為當我們讓心靈為所欲為時，它大多都被困在關於我們自己的敘事當中，除非我們受過一些正念的訓練，否則通常完全沒有注意到自己心靈的這一面。

多倫多大學（University of Toronto）[5]的研究顯示，八週的正念減壓訓練（Mindfulness-Based Stress Reduction, MBSR）課程可以讓

敘事性網路的活動度下降，並讓皮質側邊網絡活動度增加，這個位置與當下覺察、超乎時間經驗、不具敘事性的思考活動有關；學者將這研究中的神經迴路歸類為經驗性網路（experiential network），這些發現與賈德針對靜觀中的預設模式網路所進行的先驅性研究高度吻合，不管對靜觀入門者而言，或是對多年深度練習與訓練的靜觀修行者身上都適用。

賈德與他的團隊發展出創新的神經科學科技及方法，將西方心理學與傳統靜觀論點帶進實驗室中，好**即時**觀察當一個人靜坐時大腦內進行的活動；從本書中你會發現，透過給予受試者直接的視覺回饋（及解釋），讓他們知道大腦裡面時時刻刻的反應，特別是在預設模式網路中一個被稱為後扣帶回皮質（posterior cingulate cortex, PCC）的位置，在某些特定情況下的靜觀過程中，這個區域會安靜下來（也就是腦部電子活動漸漸減少），尤其是當受試者放棄嘗試要有所進展，或是想做什麼改變，只是專注於當下的時候。

正念是種正式的靜觀練習，同時也是一種生活方式，它有兩種相互作用的面向，一種是**工具**面，另一種是**非工具**面；工具面包含學習這種練習法，並從中得到益處（賈德會說是「獎勵」（rewards）），我們大多在進行某種學習歷程後都是如此，例如練習開車或樂器；只要持續練習，我們就會愈來愈精通，在這個例子中，就是指專注並覺察自己心靈的動向這項課題，尤其心靈被那些隱微或沒那麼隱微的渴求所糾纏時，然後或許我們可以學著不那那麼輕易地被那些心靈能量與習慣模式給困住。

正念練習的非工具面與工具面相輔相成，對於正念的養成，以及對於將我們從由渴求所產生的心智狀態、思考與情緒中解放出

來，至關重要，在這同時（這非常難以闡述或討論，這就是為什麼所謂**心流**〔flow〕這個現象在這本書中扮演極大的角色）哪裡也不用去，什麼也不用做，怎樣特別的狀態也不需要達成，而且，最終境界是沒有誰（傳統上的「你」或「我」）要達成什麼。

這兩個正念面向都同等重要，是的，你確實需要練習，但如果你太用力嘗試，拚命地想終結某種欲望，並且想得到伴隨而來的獎勵，你就只是單純地將渴求轉移到新的物件、新的目標或新的牽絆上，或只是將「我的故事」更新、升級或修改了而已。在這工具面與非工具面之間的張力當中，能夠真正消除渴求[6] 以及消除你對自己錯誤認知（你的成癮惡習就是由這錯誤認知中萌芽）。賈德對於靜觀練習時 PCC 活動度變化的即時神經回饋研究，清楚地顯示出，當受試者執著於**嘗試著**得到某些效果時，PCC 會發生什麼變化，他們真的**達成後**感到興奮時又會有什麼變化，這是個非常戲劇化的示範，顯示靜觀在無作為、不用力以及走出平時習慣的方式、就只是全然專注當下並保持心平氣和的大腦內會產生多強大的效果。對於我們了解不同靜觀練習法、正式或非正式靜觀練習法中可能浮現的不同心智狀態，以及它們與所謂「覺察」當中所蘊含的廣闊、開放、思想自由的浩瀚深邃之間的潛在關係，這些研究有著非常顯著的貢獻。

本書及其所依據的研究內容，以平易近人的方式撰寫完成，讓複雜的科學理論變得淺顯易懂，提供我們全新的學習觀點，告訴我們要打破心智的習慣不能靠蠻力或運用意志力，或是抓住稍縱即逝的獎勵，而是得真正地寄身於存在本質的領域之中、融入於純粹覺察所在的時空，在這永恆一瞬之中發現覺察的神奇力量。事實上，

xviii

就如同亨利・大衛・梭羅（Henry David Thoreau）所知在他的名作《湖濱散記》（*Walden*）詳細描述的一樣，唯有此刻可尋得清醒的存在與平靜，唯有學習如何安身於覺察當中，並明白（有時也不明白）「你」的覺察早已存在，而且「你」早已擁有，才至為重要。寄身於覺察的時空中，習慣便會消融瓦解。但諷刺的是，這種「無所為」的修行卻是一項不平凡的功課。這會是畢生的冒險，只是它需要大量努力的投入——矛盾的是，這是不努力的努力，以及不明白的明白——特別是關於「自我形成」的過程，也就是「我的故事」點點滴滴累積成形的過程，它不但根深柢固，而且通常未被發覺。

如同之前所述，成癮症狀的西方觀點有一部分是來自於操作型制約之父——史金納的研究，在這層考量下，賈德引用了史金納的小說《桃源二村》（*Walden Two*）以及史金納極具先見之明所預見的、我們這網路化世界的社會工程學；然而，令人高興的是，對於成癮症狀，史金納採取了高度行為主義式的獎勵基礎論點，在本書中被一個卓越睿智的觀點所平衡，這個觀點與原來的《湖濱散記》有更多共同點，我們可以稱之為《桃源一村》（*Walden One*）。賈德不是透過引用梭羅，而是藉由心流（flow）經驗的現象以及其生理和心理學來加以描述，所謂「心流」是取自當代匈牙利心理學家米哈里・契克森米哈伊（Mihály Csíkszentmihályi）的開創性研究成果，同時也藉由非二元論（non-duality）來加以說明，這潛藏在佛教教義中「無我」與「空性」的核心，也就是無取、無著、無欲。諾貝爾獎文學獎得主，詩人 T. S. 艾略特（T. S. Eliot）清楚明白這些領域和見解，在他的史詩巨作《四個四重奏》（*Four Quartets*）

xix

以他充滿超凡詩意的評斷力與洞察力加以優美地闡述，而賈德則精準地在本書內引用其中內容。

藉由本書，讀者將了解，我們的成癮惡習似乎是我們一切大大小小痛苦的根源，我們可能因此被擺布而且分心，尤其是數位科技以及效率取向的生活方式所造成的成癮問題最為嚴重。但好消息是，一旦我們明白這一切與我們貼身密切、取決於自己，就有很多辦法可以應對、將自己從痛苦中解放出來，活出一個更滿足、更健康、更原始、更合情合理、而且真正充實豐富的生活。

賈德帶領我們入門這套巧妙的、個人的、友善的、幽默的，以及博學的練習法，而且為了迎合時代需求，這本書中他談到他和同事們共同研發出高度複雜的手機 App，用以支持讀者進行正念練習，尤其如果你想要戒菸或改變飲食習慣，更是能派上用場。

現在就是最佳時機投身於本書提供的練習法當中，活用它們好改變你的生活並從渴求的力量中解放你自己。那些力量總是讓我們錯失或折損了那當下與一生的充實與美好，因為我們試圖填補那想像中無法填滿的、渴求與渴望的深淵，那感覺是如此真實，我們渴求並屈服於各種能短暫緩解痛苦的物質，但繼續依賴這種惡性循環卻也於事無補。儘管如此，如果你陷入妄想之中（正如我們所有人不時會做的那樣，正如賈德所寫，他常妄想自己所精心設計的熱戀約會場面）而你卻沒有發現，他也要大家放心，他坦率地告訴我們——遲早你會明白，你永遠都有機會覺醒過來，認清渴求的代價和成癮症狀帶來的枷鎖，讓人生重新開始。

你即將走上這條正念之路，願這趟旅程帶領你更靠近自己的真心與本性，並從渴求之心的無度索求中奔向自由。

註釋

1 原註：James Randerson, "How Many Neurons Make a Human Brain?" *Guardian*, February 28, 2012, https://www.theguardian.com/science/blog/2012/feb/28/how- many-neurons-human-brain; Bradley Voytek, "Are There Really as Many Neurons in the Human Brain as Stars in the Milky Way?" Scitable, May 20, 2013, www.nature. com/scitable/blog/brain-metrics/are_there_really_as_many.

2 原註：Ninety-seven more uniquely distinguishable regions of the cerebral cortex alone, never before recognized, were just reported in the journal *Nature* as I write this, in addition to the eighty-two already known.

3 譯註：賈德森目前為布朗大學（Brown University）正念中心研究與創新部門負責人。

4 譯註：賈德為賈德森的小名。

5 原註：Norman A. S. Farb, Zindel V. Segal, Helen Mayberg, et al., "Attending to the Present: Mindfulness Meditation Reveals Distinct Neural Modes of Self-Reference," *Social Cognitive and Affective Neuroscience* 2, no. 4 (2007): 313–22. doi:10.1093/scan/ nsm030.

6 原註："Extinguished," as in a fire being put out, is the literal meaning of "nirvana" in Pali, the original language of the Buddha.

有感。一切的起源

　　精神科住院醫師訓練時期，我總會聽到各種不同的心理治療流派，初始懵懵懂懂，也不知道自己會往哪條路上前行，只能摸著石頭過河，不管什麼理論都試著了解與嘗試。也就在那時候，我於因緣際會下上了正念減壓八週課程，而那就像楔子，逐漸引領我進到這條道路上。

　　上完八週課程的當下，並不覺得正念有多麼美妙，但確實是讓我在練習過程中能完整放鬆與休息，甚至在身體掃描時入睡，這是我從未有過的經驗，在家裡的床以外的地方我很難睡沉，每每醒來腰痠背痛，但這次卻有完全相反的感受；另一有感則是在運動表現上，大學時期參與壘球校隊，身為投手的我，巔峰時期有種美妙的感受，覺得只要我想，連邊邊角角都能投得精準（也就是所謂心流狀態，flow state）；畢業之後疏於練習，站上投手丘只感受到壓力，出手前總會出現被打全壘打的影像，或者是投不進好球帶的感覺，結果當然就是四壞球連發，怎麼投怎麼不對；學習了正念之後，才發現自己被過去給困住，擔心著未來，刻意地將專注力利用呼吸覺察回到當下，在那之後奇蹟並沒有發生，沒有讓我回到當年的身手，但至少，能夠不受焦慮影響，發揮出那當下應有的實力。

齒輪開始轉動

　　醫學生時期我就對運動醫學與精神醫學特別感興趣，剛好有這機會能夠結合，便設計了「正念訓練增進運動表現」的研究，並遠赴美國學習正念，也因此認識了帶領工作坊的老師之一，也是本書的作者，賈德森・布魯爾。我還記得那是課程後的某天傍晚，聽了一整天英語對話的我實在筋疲力盡，只想一個人躲起來慢慢吃飯，突然賈德森拿了餐盤和諮詢問我能不能坐我旁邊，然後跟我閒聊了起來，問著台灣的精神科訓練制度、我以後想走什麼次專科等等。當時的我對於這人的背景完全不曉得，只依稀知道他是精神科醫師，睡前 Google 才知道，原來他在神經科學與正念結合的領域內深耕許久，研究結果甚至是二〇一六年 TED Talk 點閱數 [1] 排名第四的影片，也出了一本關於成癮的書籍，可算是赫赫有名的人物啊！但在整個工作坊過程中，大家都直呼名號，他讓大家叫他賈德，和藹且溫柔地承接每個人的問題，並進一步探詢，這也呼應了正念溫暖的特點：每個人都是平等的，溫柔照顧自己是最大目標。

翻譯，起心動念

　　上完工作坊的下一個月，我到阿姆斯特丹的國際正念年會上報告研究結果，也在那多聽了幾場賈德的演講與工作坊，開拓了不少視野，同時更能理解人們受苦狀態，這才認真地將賈德所寫的書唸完。之後，便興起了一股念頭，希望這樣的書能夠讓更多人看到，並進一步了解自己的慣性反應；而當人們提升自己的覺察能力後，

就能有更多不同的選擇。於是，在賈德的協助與書信往返的討論下，我開始翻譯了這本書《渴求的心靈：從香菸、手機到愛情，如何打破難以自拔的壞習慣？》。

譯詞

翻譯過程中，許多譯詞都必須斟酌、再斟酌，正念是卡巴金由佛教的概念中汲取出來的，他盡可能將之去宗教化以求所有人都適用，甚至能共融於科學與不同宗教之中。佛教的起源由巴利文所傳達，而後是梵文；目前西方有需多人正將巴利文經典直接轉譯成英文，而中文佛教經典有些是自梵文轉成漢文，更有一些經典佛學翻譯是梵文轉日文之後，再從日文譯為中文。為求追本溯源的過程中能有語言的一致性，所以翻譯過程中若有與佛學相關的名詞，我都盡可能地與佛學翻譯一致。

其中有兩個譯詞需要特別解釋，第一個是 Mindfulness，中文翻譯為「正念」。卡巴金曾提過 Mindfulness 的概念源自「安那般那念經」與「念處經」，巴利文原文為 sati，而這些經典遠在一千六百年以前就已有極佳的中文翻譯，正念是屬於「四聖諦」修習中的「八正道」中的一道。所以嚴格來說，英文並沒有正念為概念的字，最初是先有 sati 的概念，後才有中譯為正念與英文 mindfulness 的譯法。雖於現今社會中可能在直觀上會對正念有所誤解（第一次看到這詞的人應會直覺認為是「正向的念頭」），但不能因現今社會可能產生的誤解就忽略了背後的淵源以及脈絡[2]。

其次是靜觀（meditation），這個詞一般中文翻譯為靜觀、靜

坐、禪修等等，但如上所述，正念減壓的核心概念是希望能廣納百川，讓科學與所有宗教共融，所以這些詞雖然很優美也有其精確性，但帶有佛教的色彩可能會讓非佛教徒產生抗拒。而在正念練習的過程中，所要做的是如實地觀察現下的所有狀態，所以也非思考或想像的練習，因此我個人覺得「冥想」不大能描述出正念練習的狀態。除此之外，在正念減壓的脈絡底下，meditation 指的是讓注意力輕柔地落在觀察想要觀察的標的，可能是呼吸、身體、行走，甚至是運動，故翻譯為「靜觀」。

感謝

感謝心靈工坊願意出版這本書籍，以及編輯美君不厭其煩地來回校對與討論；感謝華人正念減壓中心的夥伴在正念這條道路上的陪伴與鼓勵，讓我能不斷前行；感謝君梅在正念與佛教相關的翻譯上給予了我非常精準的建議，還有摯友彥欽在每一次的翻譯卡關時，都及時給予非常大的協助。最後感謝我的摯愛對我的包容與肯定，感謝你們在時間與經濟上全心全意給予的付出與支持。最後，希望所有讀者都能從這本書汲取一些感受與觀察，並對自己的行動有更深的覺察。

註釋

1　影片連結：https://www.youtube.com/watch?v=-moW9jvvMr4&t=25s
2　針對正念的翻譯與探源，取自胡君梅的碩士論文〈正念減壓團體訓練課程之行動研究〉。

覺察，帶來改變

陳建鴻／本書譯者

　　早在兩千三百年前，希臘哲學家亞里斯多德就曾提到：「無論男女，對幸福的渴望都勝過一切。」這句話我想至今仍適用，但這兩千三百年（甚至光光這二十年來）的進展，早已無法同日而語，我們現在所吃的甚至可能比古早時代的貴族還要豐盛；我們現在所用的，也比上一代來得便利許多。但，現代人們有比較幸福嗎？小時候與同伴赤腳在泥土地上跳房子，與現在使用擴充實境線上組隊遊戲，兩者所帶來的滿足與快樂會因科技的發達而有所不同嗎？還是因科技的發達而讓欲求更無法被滿足？人活在這世上，追求的是什麼？無非是一種令自己能安心的幸福感，但，我們真的是在正確的道路上追尋著嗎？

　　幸福不一定比較多，苦難卻真實地沒有比較少，我們總會很直觀地認為，消除苦難便是通往幸福的方向，而第一步便是想找到苦難的成因。自有人類便有苦難，長久的歷史當中，各種不同的宗教、信仰、科學、心理學，在在都是為了協助解決人們的痛苦，而自成一套解釋苦難的系統，並根據這樣的原因進一步對症下藥。

　　本書的英文書名為 The Craving Mind。Craving，中文翻譯為「渴求」，是新一版精神疾病診斷準則手冊（DSM-5）中，對於成癮障礙症所新增的診斷準則之一，它描述了那不單單只是渴望中的想望，而是根基於成癮欲望之下所衍生出來的欲求行為。這些失去了理智、被癮頭給控制了的不適切行為，讓成癮成為現代社會中

最嚴重的問題之一。作者賈德森發現，生活中多種各樣的痛苦與煩惱，其實皆源自於心靈對各種面向的渴求，這些渴求並非現代文明的產物，而是奠基於演化中生物最原始的本能：「趨吉避凶」——趨向具有吸引力或者是令人愉悅的事物，避免令人厭惡或者不悅的事物。為了生存下去，記得哪裡可以找得到食物，而哪裡可能會有陷阱，確實理所當然，這樣的天性埋藏在基因當中逐漸傳下去，時至今日，大部份的我們已經不需要為了食物打獵，也沒有可能立即死亡的威脅，但深刻在基因中的趨吉避凶仍實際留存，於是我們過度警覺，遇到某些壓力時，身體從基因庫裡翻找出類似的經驗，然後想辦法逃離這些壓力（凶），或者是追尋著其他可能導致開心的方式（吉），以抵消這樣的不適。例如第一次喝到珍珠奶茶時，因為好喝所以產生了愉悅的感覺，而大腦就默默地記了下（趨吉），而有另外一天，你感到煩躁的時候，大腦想避免這樣的不舒服（避凶），所以靈機一動，當初喝珍珠奶茶的感覺是多麼美妙啊，正好可以讓這樣的不舒服消失，所以你就去買了一杯珍珠奶茶，糖分進到腦中使得多巴胺跟血清素短暫上升，產生了愉悅將煩躁掩蓋，就再增強了這樣的循環（正回饋），習慣就此養成，但，新的問題接踵而至（變胖、失去健康等）。

本書前幾章分別是〈科技上癮〉、〈自我上癮〉、〈分心上癮〉、〈思考上癮〉、〈為愛上癮〉，乍看好像萬物皆上癮，但看完後會讓讀者警覺，原來時時刻刻，很多我們的行為都跳脫不出最基本的成癮模式：「獎勵導向學習」（reward-based learning）。獎勵導向學習即為心理學中行為制約理論，制約理論最早是由俄羅斯生理學家帕夫洛夫所提出，也就是著名的古典制約實驗「帕夫洛夫

的狗」，他在研究狗的唾液分泌中發現，如果每次餵食前搖鈴，久而久之，狗的身體也會自動將搖鈴與食物連結，縱使沒有食物出現，搖鈴後也會分泌唾液；所以古典制約（traditional condition）意味原本沒有關聯的刺激與反應，卻在反覆操作之後產生連結。如果原本不相關的刺激與反應能夠經由反覆人為控制而有所連結，那能否透過調控刺激物來增強我們想要的行為，或減少不想要的行為？所以古典制約的進一步延伸則是操作型制約（operational condition），透過使用不同的刺激物，可能是獎勵或是懲罰等等，達到正增強或是負增強的效果，進而影響到行為。**刺激、行為、獎勵**，這概念貫串此書，同時也在人生中無所不在。

　　無論是古典制約或操作型制約，與我們所擁有的困擾與痛苦究竟有什麼樣的關聯？人生而追求幸福，但我們時常在錯誤的道路上尋找幸福，或者是將刺激、興奮等感受誤以為那就是幸福，接著再透過制約逐漸加強，從止不住的飲料、克制不了的反覆查看手機、上班前渴求著咖啡、緊繃時來一根菸、甚至到從吸毒中獲得快感，我們被這些習慣綁架，愈掙扎卻禁錮得愈厲害，想逃脫卻找不到方向。

　　深陷於苦難中的人們，急切地想找到變好的方式，至關重要的第一步就是「覺察」（awareness），如實地發覺與觀察事物的本質，能夠看清困擾的真實樣貌，才有機會做出不一樣的選擇；覺察是深藏在每個人心中的療癒力量，但它需要持續被打磨才能顯現與運用。許多不同方式的心理治療都曾提到覺察是很重要的療效因子之一，透過與治療師的互動與會談，漸漸培養出個案覺察的能力，增加對自己的洞見（insight），更了解自己之後，才能讓本身的療

癒力量用在正確的道路上;而正念(mindfulness),則是透過自己的身體作為練習覺察的媒介,只要你想要,無時無刻、不管何時何地,都可以與身體來場深入的會談,切實地了解身體所發出的訊息、自己的感覺,甚而發現自己的慣性反應。

有多少次行走時,腦袋被剛剛發生的事情以及接下來的目的地給充斥,被過去與未來綁架,進入了自動導航模式,而沒有注意到眼前的風景?正念是對於此時此刻的現下帶著充分的覺知,讓壓力成為羅盤,專注於感知自己的狀態。例如某個時刻,你非常想喝珍珠奶茶,沒想太多可能就直接買了喝了,結果邊喝邊出現強大罪惡感,「我不是想要減肥嗎?」;抑或是停下來稍微感受一下,發現是因為天氣熱了自己渴了,又想要減肥的話,或許可以選擇點微糖或無糖,或者是單喝茶類不加珍珠;或者是因為一些無法掌握的事情而感覺焦躁,急需糖分產生愉快感受,好蓋過那焦躁的不舒服。覺察了以後,送給自己幾個深呼吸,焦躁的感覺改善了一些,也就不需要珍珠奶茶了;也有可能是一天辛勞的工作結束,想買杯珍奶犒賞自己,減肥什麼的之後再說,那就選擇好好地品嚐那當下奶茶的鮮甜、珍珠的嚼勁,就別讓想減肥的罪惡感又出來折磨自己。這是多麼的美妙,一個小小的事件隨著覺察的出現,就能有諸多不同的選擇,不同的選擇則導向不同的結果,讓壓力為羅盤,以正念為地圖,再度領受不同結果所帶來身體與情緒的感覺。不斷地練習後,便能了解到現下是否因過去經驗而落入慣性反應,發現是否在自動導航下其實是在橫衝直撞,還是因預期尚未發生的未來而焦躁不安。發現了就好,不須再對這樣的發現有所評價或反應,這樣一來,你會發現,有不只一條嶄新的道路正在開展。

正念減壓（MBSR）創始人卡巴金對正念的工作定義是「一種覺察，來自於刻意地、聚焦於當下、非評價地專注。」基本上，正念是一種特殊的專注方式，好奇且專注地探索自我，放下因過去經驗所產生的偏見與評價，以此所帶出的覺察，就可能讓身心合一，發掘出自己的心靈療癒力量。正念是一種生活態度，與自己同在並涵容，溫柔地關照自己、體愛自己，然後自然地會推廣至他人，甚至是萬物上，最後得到安詳、平安、快樂。

在這速食的年代，太多人幻想有一種神奇的方式可以解決所有問題，不管是吃藥、住院、看醫生、心理治療、偏方、神蹟。但如何與處理不了的問題共處，或者是帶著問題緩慢地走下去，這是正念所帶來的思考。人生本就是苦樂交融，這本書並不是要教導我們該如何解決成癮問題，更宏觀來看，要處理的是煩惱、受苦（suffering）。大家都知道成癮是個問題，但卻沒發現，不管是菸癮、毒癮、酒癮，到電玩成癮、網路成癮、手機成癮，到分手的苦痛、想要追求功成名就，這些都是一樣的，都是種 craving，都是心靈的「渴求」。

閱讀這本書就像是對現代生活中的痛苦追根溯源的歷程，最後發現自以為進化了的人們卻仍被數千年來的習性給困住，不禁啞然失笑。光是覺察到這點，就可能在交叉路口做出不同選擇，改變，隨即展開。

生活，正念，臨床

　　大學四年級，我開始出現一些腸胃道「問題」，胃脹、絞痛、脹氣，以及腸胃快速蠕動，導致我必須常常確保廁所近在咫尺，甚至改變每天慢跑路線，就為了一有感覺時能夠迅速到達廁所。聰明如我，自己診斷自己的症狀為某種稱為梨形鞭毛蟲（Giardia lamblia）的寄生蟲所造成的細菌感染，因為症狀有著些許的類似。我這推論邏輯很合理，因為我在大學時期花了很多時間從事背包旅遊，鞭毛蟲的感染常見於飲用沒有經過適當淨化的水，而露營時最可能遇到的就是這些沒有經過適當淨化的飲用水。

　　我去健康中心就診時，也跟他分享了我的診斷。他避而不答。「你壓力大嗎？」印象中他好像問了類似的問題，「不可能！我慢跑、吃健康的食物、還參加管弦樂隊，我不可能壓力大啊，所有這些我做的健康行為應該要讓我遠離壓力才對！」他微笑著，給了我治療鞭毛蟲的抗生素，不過我的症狀仍然沒有好轉。

　　不久後，有人說我滿符合腸躁症（irritable bowel syndrome, IBS）的典型症狀，它是一種基於症狀的診斷，意味著「無已知的器質性（也就是生理性）原因」，換句話說，是我的腦袋導致了這種身體疾病。我或許該覺得這個建議非常無禮，因為這好像是說「想通了你就沒事了」，但一位家人的生活事件改變了我的想法。

　　我未來的大嫂曾為了籌辦兩個大型活動而忙得焦頭爛額，那是場除夕夜的大型派對活動，同時也當成她的婚宴接待現場。而活動

xxii

隔天，她在蜜月旅行前生了一場大病（不是因為喝了太多香檳的關係）。這也讓我思考，身體跟心靈會不會有某些程度的連結。雖然現在的年代對於這論點已經獲得一定重視，但數十年前大家並不多加理會，只顧著和樂融融手牽手高歌《歡聚一堂》（*Kumbaya*）[1]；我以前可不怎麼想，我是一個主攻有機化學分子領域的人，跟鼓吹身心靈的江湖術士搭不上一點關係，但那場婚禮過後，我開始對一個簡單的問題感到好奇：為什麼當我們感到壓力時會容易生病？

隨著這個事件，我的人生道路從此有了變化。

我懷著這個困惑進了醫學院，從普林斯頓（Princeton）畢業後，我在聖路易斯（St. Louis）的華盛頓大學（University of Washington），開始了醫學博士計畫（MD-PhD programs）。這計劃是將醫學與科學融合的最好方式，可以將醫生日常所見的問題拿到實驗室裡研究，然後發想出方法以改善醫療品質。我的計劃是試圖找出壓力如何影響免疫系統，而可能導致像我大嫂在大喜之日後重病一場。我加入了路易斯・穆格里亞的實驗室，他是免疫學與神經科學的專家。因為我們對於了解壓力如何導致疾病有著同樣的熱情，所以我們倆一拍即合，我埋首於研究，操作小老鼠的壓力賀爾蒙基因表現，然後看看牠們的免疫系統會有什麼反應，而我們（還有其他很多科學家）發現了許多令人驚豔的結果。

我進到醫學院後仍備感壓力，除了腸躁症之外（幸好現在痊癒了），人生第一次睡眠也出了狀況，為什麼？因為在醫學院開學之前，我剛跟未婚妻分手，我們是已在一起好幾年的甜蜜大學班對，我也開始將她納入人生計劃中的一部分，但分手並不在計劃內。

所以那時候的我正該開展人生的新頁，卻被失眠攪和而且還單

身。喬・卡巴金的《正念療癒力：八週找回平靜、自信與智慧的自己》（*Full Catastrophe Living: Using the Wisdom of Your Body and Mind to Face Stress, Pain, and Ill- ness, 1990*）不知怎的就落到了我的腿上，好像跟書名共鳴一樣，我確實是挺需要「療癒」的，我潛入書中並在醫學院的第一天開始靜觀，二十年後的現在，我回頭看當初與這本書的際遇，那確實是我人生中最大的轉捩點之一。閱讀《正念療癒力》改變了我的一切人生軌道：包括我做的事、我是誰，以及我要成為什麼樣的人。

身為一個「不做大事就滾蛋」類型的人，那時候的我埋首於靜觀練習中，就跟生活中其他事情一樣有著同等的熱情，我每天早上靜坐、我在無聊的醫學課程中靜觀、我開始參與靜觀靜修並與靜觀老師學習，我開始發現我壓力的來源，以及我是如何製造出壓力，我了解到早期佛教教義與現代科學發現的連結，而開始能夠一瞥心智運作的奧祕。

八年後，我完成了醫學博士計畫，選擇成為一位精神科醫師，不是為了薪水（精神科醫師幾乎是所有醫師中收入最低的）或者是名聲（好萊塢的劇集通常會將精神科醫師詮釋為派不上用場的江湖術士或者是操縱人心的催眠師〔Svengali〕[2]），而是因為我明白了行為理論上古代與現代心理學模型的連結，特別是成癮行為。所以在我的精神科訓練過程中，我將研究主軸從分子生物以及免疫學轉為對正念的研究：正念如何影響大腦，並且如何有助改善精神方面的問題。

過去二十年間，在我的生活中有各式各樣令人驚異的個人探索、臨床與科學研究百花齊放；前十年我從來沒有想過要將我個人

的正念練習應用在臨床或者是研究上，我只是單純地練習、再練習，但我個人的探索，對於之後不管是精神科醫師或者是研究者的工作而言，都奠定了扎實的根基。在精神科訓練期間，我所學的以及我曾在正念練習中所體驗到的，這兩者間的連結自然地流動互通。我能看清楚在有覺察或是沒有覺察的情境下，對病人照顧上分別造成了什麼樣的影響；在醫院值班整晚隨傳隨到、睡眠不足的結果，我發現自己比平常更不耐煩地想對同事們嚷嚷，而正念練習有助我選擇不那樣做；當我真心面對病患，正念練習幫助我不要太快跳到診斷結論或是作出假設，而是先培育出更深沉的人際互動連結。

　　同樣的，我科學的那一面也為我的個人以及臨床經驗所著迷。「專注」如何有助於改善我那根深柢固的習慣呢？它如何幫助我與病患建立連結呢？我開始設計簡單的科學以及臨床研究，探索著當我們覺察時會發生什麼事情，以及這些概念如何被轉換為改善病人生活的方法，根據這些研究結果，我可以優化治療方式而且提供工具來進行我們所開發的訓練，例如針對戒菸以及壓力性或情緒性進食的訓練法。

　　整合了科學研究、臨床病人經驗，以及對我自己心智的觀察之後，我能夠更清晰地了解這個世界，在我的診間以及研究中，以往看來像是隨機性發生的人類行為，甚至是我自己心智的運作方式，如今都變得有其規則可以預測。這項發現直指了科學研究的核心：科學研究必須能夠根據某套假說或是法則重現被觀察到的現象，並且預測其結果。

　　我的研究融合了一套相對單純的準則，它是以演化上所保存

下的學習歷程為基礎，我們的祖先仰賴這種學習方式才能夠存活下來。就某方面而言，這樣的學習歷程已經被我們內化吸收，用來深化各樣不同的行為，包含做白日夢、分心、壓力，以及成癮。

這套準則開始在我腦海中凝聚，我的科學預測性改善了，而我能夠更同理病人，並且對他們提供更人的幫助。此外，我變得更能專心、更少壓力，而且更能融入到我身邊的世界。我開始向我的病人、我的學生，以及大眾分享這些觀點，也得到了不少的回饋，他們從不知道這些基礎的心理學與神經生物學準則竟然有所連結，更不用說要如何將其應用在自身身上了。他們一次又一次地告訴我，透過正念、退一步並觀察自己的行動，這樣的方式學習後，這世界對他們來說變得更有意義了。他們改變了與這世界連結的方式，學習如何做出適合這世界的改變。他們的生活因此改善了，而他們希望我能以淺顯易懂的方式寫下這套練習法，讓他們了解所有事情如何相輔相成，而能夠持續學習下去。

這本書將目前已知、以及正在顯現的科學知識應用在日常生活與臨床案例。其中許多的案例提到這套原本有利於演化的學習歷程出現偏差，或是被現代文化（包含科技）所綁架的狀況；這是為了幫助我們理解自己多樣化的行為是從何而來，從為手機分心這類細 xxvi
瑣的日常小事，到墜入愛河這樣重大的人生經驗都囊括其中；就醫療而言，診斷是最優先也是最重要的一道步驟。基於這樣的概念，並且加上我在專業上以及個人練習中的所知所學，我架構出一套簡單、務實且有系統的方式來掌握這些核心機制；我們可以將這些方法應用於日常生活中，無論我們想擺脫成癮行為、減少壓力，或者只是想充實人生，都必將受惠無窮。

註釋

1　譯註：《歡聚一堂》（*Kumbaya*），二〇年代黑人靈歌，為英語 Come by here 的音轉，後於五〇年代成為美國人露營時喜愛的歌曲，描述露營時樂融融的場景。現今於美國政治中作為一種嘲諷用詞。

2　譯註：斯文加利（Svengali）為一八九五年 George du Maurier 小說中的人物，小說描述其為狡詐的男人，操縱了一位才華洋溢的歌手。該小說於一九五五年改編為電影《藝魔》。

引言

物種的起源

如果我是你老闆，而你說我的腦子跟海蛞蝓一樣，我會因為你羞辱我而開除你，還是會覺得你**真正**懂得人類的思考與行為，而將你拔擢為行銷部經理？

如果我告訴你，不管你相信人類是如何演化而來的，有件事已經一再得到證明，那就是人類的學習方式跟海蛞蝓差不多，而海蛞蝓只有兩萬個神經元；甚至更進一步地說，我們的學習模式其實跟原生動物這類的單細胞生命體相去不遠呢？

我想說的是，單細胞生物有著單純的二分法生存機制：趨吉與避凶。目前所知擁有最基礎神經系統的生物海蛞蝓，便是使用類似的二分法來記憶。這項發現使得神經生物學家艾瑞克·坎德爾（Eric Kandel）獲得二〇〇〇年諾貝爾生理醫學獎。那我們呢？

當然不能將人類簡化成海蛞蝓來思考，但有沒有可能，其實我們並沒有進化成完全擺脫先祖的全新物種，在我們身上確實可見承襲自「較低等」生命體的蛛絲馬跡？有沒有可能有些（或者是大部分的）行為，其實是源自深藏於基因中的模式，即趨向具有吸引力或者是令人愉悅的事物，避免令人厭惡或不悅者？如果能夠了解這樣的行為模式，有沒有可能藉此改變我們的生活習慣，小至生活中的小怪癖，大到根深柢固的癮頭？甚至，有無可能發現一種新方

法，可以用在我們自身和他人身上，一種超越本能，但很諷刺地總能在我們晚期智人（Homo sapiens sapiens）（知道自己所知所學的人種，這也是人類的獨特之處）身上發揮效用的新方式呢？

沉迷

當我們開始沉迷於最新的手機遊戲，或是喜愛上一種特別口味的冰淇淋時，我們正運用著長久以來演化所保存下來的學習模式之一，即一種科學上已知由無數物種共有，目前人類追溯到的最基礎的神經系統為「獎勵導向學習過程」（Reward-based learning process），它是這樣運作的：當我們看見不錯的食物，大腦會說：**熱量，生存！** 然後我們就去吃、去品嚐，感到非常美味，尤其當我們吃糖的時候，身體會對大腦發送訊號：記住你剛剛吃了什麼，還有哪裡可以找到它。我們根據經驗跟位置來記憶（行話來說就是：**情境**依賴式記憶〔context-dependent memory〕），並且學習重複這個過程：看到食物、吃食物、感覺棒極了，然後重複。**刺激、行為、獎勵**，很簡單吧！

過了一陣子後，充滿創造力的大腦會告訴我們：嘿！你可以**利用這個過程，去做比記得食物在哪更多的事情！** 下次覺得心情不好的時候，你為什麼不試試吃點好吃的東西，讓自己的讓心情變好呢？我們感激大腦想出這麼棒的點子，在我們試著這麼做之後，很快地就學到生氣或是難過時，吃些冰淇淋或巧克力會讓心情好一點；還是一樣的學習歷程，只是刺激物改變罷了，這次不再是由肚子傳來飢餓的訊號，而是換成情緒傳來的訊號──感到難過──促

3

使我們去吃。

或當我們還是青少年時，看到叛逆的少年在學校外抽菸覺得他們很酷！這時我們會想：嘿！我也想要像他們一樣酷，所以開始抽菸。覺得很酷、抽菸耍酷，感覺很棒，然後重複這樣的行為。**刺激、行為、獎勵**。而且每次我們從事這個行為時，都會加強這條腦內路徑的強度，等於是在告訴我們的大腦：**太棒了！再來一次！**然後這逐漸變成了一種習慣，形成**習慣迴圈**。

接著，每當我們感受壓力，便會刺激我們想吃甜食或抽菸。透過相同的大腦機制，我們本來藉由養成習慣以求生存，但現在卻演變成這些習慣可能會要了我們的命；在可預防的死亡及失能原因中，肥胖跟抽菸名列前茅。

我們到底是怎麼搞到這步田地？

從海蛞蝓到西伯利亞哈士奇

刺激—行為—獎勵，這個習慣迴圈理論最早在十九世紀末期由愛德華・桑代克（Edward Thorndike）所發表[1]。當時他正為一連串故事感到心煩，這些故事都關於一個令人好奇的現象——走失的狗兒會克服一切困難找到回家的路。桑代克覺得一般解釋缺乏嚴謹的科學根據，於是開始研究動物如何學習的具體細節。在一篇名為〈動物的智慧〉文章中，他挑戰他的同事，提出大多數書籍並未能告訴我們動物的「**心理**」，頂多只是對動物的「**頌語**」。他主張大部分的科學家都只看到「充滿智慧且不尋常的那面，但卻忽略了看似愚蠢但卻較一般的面向」。他所謂的一般，指的是存在於每一天

4　　　日常生活中的學習聯想，這不會只在狗身上看到，甚至連人類也有類似的模式。舉例來說，早晨一聽到前廊傳來輕微的玻璃瓶碰撞聲，就聯想到送貨員送來了當日的牛奶。

　　為了填補這道知識的鴻溝，桑代克挑選了狗、貓，以及（其實比較沒有效果的）雞，收走牠們的食物後，把牠們關進不同的籠子內，這些籠子裝有簡單的逃生機制，譬如「將圈繩拉下、按壓拉桿，或者是站上平台」。當動物逃脫後，立即給予食物作為獎勵。他記錄動物們如何逃脫以及花了多少時間。他一再重複此實驗，並記錄每一種動物得嘗試多少次，才能將特定的行為與逃脫以及後續的食物（獎勵）產生聯想；桑代克觀察到：「當連結十分完美時，逃脫所用的時間就變得恆定且十分短暫。」

　　桑代克展示出動物可以藉由學習簡單的行為模式（按壓拉桿）獲取獎勵（食物）。他描繪出的正是一種「獎勵基礎式學習過程」，更重要的，是他的研究方法減少了觀察者以及外界可能對實驗的影響。他總結道：「於是這樣的研究不僅僅被單一研究者所施行，更可以被其他研究者再次校驗並修正。」這將此領域進一步擴展及延伸，我們不只單純描述關於某隻神奇的狗完成了 x 挑戰之類這樣無法解釋的故事，我們更知道如何訓練所有的狗兒（或是貓、鳥，以及大象）去做 x、y，或 z 等其他挑戰。

　　二十世紀中期，史金納（B.F.Skinner）藉由對鴿子與老鼠的一連串觀察實驗加強了此論點。他透過改變單一條件（比如箱子的顏色，之後這些箱子就被稱為「史金納箱」[2]）來觀測動物反應的變化。舉例來說，他透過在黑色箱子中放入食物，並在白箱子中加入微小電流刺激（一次使用其中一項或同時進行），訓練動物喜愛黑

5

箱子勝過白箱子。他與其他的科學家說明,這些發現顯示了受訓後的動物不只是為了得到獎勵,也可能是為了避免懲罰而進行某種特定行為。這些促進行為以及退縮行為不久就以「正增強」以及「負增強」而廣為人知,這也是「操作型制約」(比「獎勵導向學習」聽起來更科學的別名)大概念中的一部分。

根據這些概念,史金納發展出一個簡單的解釋性模型,這個模

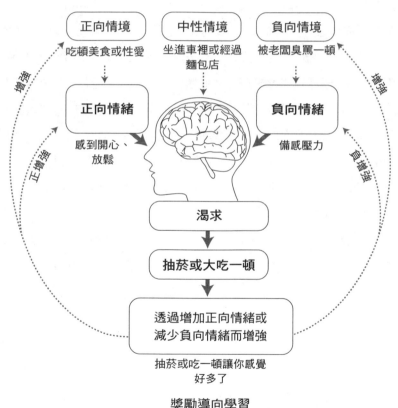

獎勵導向學習

Copyright ©Judson Brewer, 2014

型不只可以被重複檢驗，更能廣泛且有力地解釋行為模式：我們傾向接觸過去經驗中產生愉悅聯想的刺激（獎勵），避免過去經驗中不愉悅聯想的刺激（懲罰）。他將獎勵導向學習從旁門左道推到聚光燈下。這些正增強與負增強（獎勵導向學習）的概念，目前在全世界的入門心理學中被廣為傳授，這是學界的重大突破。

　　身為獎勵導向學習（操作型制約）之父，史金納開始相信，人類諸多超出簡單生存模式的行為都可以套用在此模式中。一九四八年，史金納向亨利‧大衛‧梭羅（Henry David Thoreau）所撰寫的《湖濱散記》（*Walden*）取樣，寫了一本名為《桃源二村》（*Walden Two*）的小說，描述一烏托邦社會在每一個小細節中都運用獎勵導向學習，訓練所有人和睦相處。這本小說可說是一本哲學小說，裡面的主角弗雷澤（Frazier）（活脫脫是史金納本人的化身）運用蘇格拉底的方法，教導每一小群遊客（他們個別代表不同的對立觀點）關於桃源二村的運作模式，並這麼嘗試說服他們：人類的獎勵導向學習天性可以有效地用來帶往繁榮，而非愚蠢。

　　這本小說中，居住在這個虛構城市的住民打從一出生就使用「行為工程」（behavioral engineering）（獎勵導向學習模式）塑造其行為。例如，小朋友學習以合作、而非透過競爭得到獎勵，如此一來，在需要取捨的情況下，他們就會被制約成習慣於合作而非競爭。依照這樣的方式，為了個人與社區的利益，整個社區都被制約而表現得非常和諧且有效率，因每個人都有千絲萬縷的聯繫。桃源二村檢視社會和諧性的方法之一，是透過科學性探究的社會常模（societal norm）以及主觀偏見（subjective biases）——即個人透過獎勵導向學習過程所培養出的制約模式。

讓我們稍微暫停一下，並解構什麼是「主觀偏見」，這也是本書中最重要的一塊拼圖。簡單來說，當我們重覆一項行為愈多次，我們愈習慣以某種特定的方式**觀看**這世界——透過一片**偏見**的鏡片，而這個**偏見**是根據之前採取了舉動獲得了獎賞或懲罰形塑而成。我們養成一種透過特定鏡片看世界的習慣。簡單舉個例來說，當我們嚐過美味的巧克力，而後當我們有機會在巧克力與另一種沒那麼喜歡的甜食兩者間做選擇時，我們會傾向選擇巧克力。我們戴上了「巧克力很好吃」的**鏡片**，產生巧克力**偏見**，而這是**主觀**的，因為這跟個人味覺有關。同樣的，也有人會有冰淇淋比巧克力更好吃的偏見，以此類推。隨著時間推移，當我們愈習慣帶著特定的鏡片，而產生某種特定的世界觀，久而久之我們甚至不會意識到自己正戴著它們。這些偏見會成為自我的延伸，也許是一種習慣，甚至弄假成真，因為主觀偏見從我們根深柢固的「獎勵導向學習歷程」衍生而來，並蔓延至食物偏好以外的事物。

譬如在一九三○年代成長的美國人學習到女性就是要待在家中，他們被全職媽媽撫育，甚至在他們問起媽媽為什麼要待在家，爸爸要去工作時，會被責罵或「教育」而產生負增強（父母可能會回答「親愛的，你爸爸必須賺錢養家糊口」）。久而久之，我們的觀點變得如此慣性化，而不再質疑這種膝反射性反應：女人當然就是要待在家中！「膝反射」一詞其實是從醫學而來：當一位醫師用叩診槌敲擊連結膝蓋與脛骨的肌腱時，她（如果你對「她」這個字產生一點遲疑，那可能代表你帶有「醫師應該要是男生」的主觀偏見）在測試一條僅到脊髓而未達大腦的神經路徑。「反射性反應」只需要三個細胞就可以完成這條路徑（一個感受叩診槌的敲擊並將

訊號傳到脊髓，另一個在脊髓內接收訊號，最後一個將訊號傳達給肌肉使其收縮）。同樣的，我們用生活中大多數的時間無意識且反射性地根據主觀偏見反應，卻沒發現自身與環境的更迭早已不能容忍我們習慣性的行為——而這可能會帶來麻煩。如果能夠了解主觀偏見是如何建立及運作，我們便可以學習如何優化其效用並減少可能帶來的危害。

舉例來說，《桃源二村》的社區探討女性是否能夠勝任原初被賦予的家庭主婦或小學教師以外的工作（記住，這本小說寫於西元一九四八年的時空背景下）。當男性跟女性都能超越「女性在社會上能勝任的就是 x 或 y 角色」的主觀偏見，他們發現，事實上，女性能表現得跟男性一樣稱職，並且將女性納入可勝任工作的戰力中（同時也包括多讓男性成為養育小孩的角色）。

史金納主張，行為工程可以避免社會因過於主觀偏見導致結構功能失調或政治上流於教條式僵化。如果獎勵導向學習未受管制，並且遭到特定人士用來操縱群眾的話，這類社會功能的失調便會隨之而生。看完這本書後，我們就會了解史金納的論點是否過於牽強，以及在人類行為方面可以應用在到什麼樣的程度。

如同《桃源二村》提出的哲學問題：不管我們是業務代表、科學家，或股票交易員，我們能不能去除或盡可能減少一點決定了我們行為的主觀偏見？了解主觀偏見是如何形成與深化之後，是否能讓個人與社會有所提升，甚至進一步幫助我們克服成癮症狀？而當我們步出固有的海蛞蝓習慣模式後，人類又會呈現出哪些真正的能力與本質？

我成立耶魯大學神經治療診所（Yale Therapeutic Neuroscience

Clinic）後，第一個著手進行的臨床實驗是檢測正念訓練能否幫助民眾戒菸。我必須承認當時我十分緊張，但並非認為正念沒有幫助，而是擔心我是否有足夠的說服力——因為我從來沒有抽過菸。

我們在康乃狄克州紐哈芬（New Haven, Connecticut）發送小火柴盒，上面寫著「不需藥物即可戒菸」，藉此招募受試者來到診所。第一組受試者煩躁不安地圍坐一圈，不知道他們將參與什麼樣的實驗（這是一個隨機盲目實驗，意味著受試者除了知道將接受**某種**形式的治療以外，其他一無所知），接著我告訴他們如何僅僅藉由專注來幫助戒菸。這樣簡單的宣言通常會引來許多受試者狐疑的表情，接著他們便會開始坐立難安起來，此時，總會有人打斷我並且問說：「布魯爾醫師，呃，你有抽過菸嗎？」他們嘗試過無數方式，此時卻要端坐在這邊，聽一個看起來高高在上、從耶魯畢業，而且壓根無法同理他們問題的白人書呆子高談闊論。

我會回答：「對，我沒有抽過菸，但我有不少癮頭」，他們顯得十分失望，接著開始東張西望地找出口想走人，我試著再次保證「如果在今晚療程結束時，有人還是無法了解這其中的關連，那請隨時提出來向我反應」，我緩緩走向白板（這剛好讓我擋住出入口防止受試者脫逃），並帶著他們了解抽菸習慣是建立與深化的原因。透過我個人處理成癮習慣的經驗以及借用史金納的論述，我可以闡述**所有**關於成癮行為的基本要素，當然包含抽菸。

我只花了五分鐘寫完白板，到最後，所有人都點頭稱是，受試者們不再像一開始一樣坐立不安，而是鬆了一口氣。他們總算明白我真的了解他們的痛苦與掙扎。多年過去了，這個問題——我有抽過菸嗎？——仍時常出現，但參與者不曾懷疑過我是否有能力連結

10

他們的自身經驗，因為其實所有人都可以，就看你明不明白其中的模式而已。

事實證明，抽菸者跟你我並無不同，差別只在他們有抽菸，而我們都用一樣的基礎大腦運作模式形成習慣：學會起床之後打理自己，瀏覽推特動態牆，然後抽菸。這有好有壞，壞的是，現今的我們一天當中花了太多的時間檢查郵件或者是臉書，進而減緩了創造力，也傷害了我們的健康；好的是，如果我們可以理解這種運作模式的核心，就可以學會如何養成好習慣而去除壞習慣。

了解基本的心理以及神經生理機轉之後，可以讓重新學習的歷程變得比想像的更加精簡（但不一定更輕鬆）。我的實驗結果呈現出某些跡象，顯示出正念——以特定的方式專注在時時刻刻的經驗上——有助我們與習慣共處，還有其他跡象來自於超過兩萬名參與美國麻州醫學大學正念中心所開設的八週正念減壓課程（Mindfulness-Based Stress Reduction, MBSR）的學生身上。

11　專注對我們有什麼幫助？

還記得前面舉的巧克力以及抽菸的例子嗎？我們產生了各式各樣的聯想學習，藉此掩蓋了核心問題——當壓力大或者是感到不舒服時，我們**想要感覺舒服一點**。我們不去檢視問題的核心來源，反而常會運用過去的制約經驗來加強主觀偏見——「噢，我只要**多吃點**巧克力心情就會好一些了」，到頭來，我們嘗試了所有方法，包括大吃特吃巧克力（甚至更糟的方式），但我們卻變得更沮喪，根本就徒勞無功。我們感到氣餒且覺得無所適從，不知道人生該往何

處去。民眾聽聞醫師、家人、朋友的介紹，甚至是壓力與成癮相關之類的科學理論後，開始來到我的診間並參與課程。

許多正念減壓課程的參與者，或多或少都面對著個人急性或慢性的健康問題，或者廣義來說，他們全都罹患某種疾病。他們的人生出了狀況，正尋找處理辦法，一種可以讓他們感覺好一點的方法；他們通常已經嘗試過各式各樣的手段，但仍無法改善這樣的狀況，如同上述巧克力的例子，有些方法可以**暫時改善**，但令人惱火地，這些效果總是轉瞬即逝，或者不再有效，為什麼這些短暫性方法無法一勞永逸呢？

如果我們試著透過獎勵導向學習的簡單法則來深化習慣，但是卻適得其反、弄巧成拙，那麼檢視我們的假設可能是尋找問題點所在的絕佳出發點。暫停一下，重新檢視一直以來我們為了紓解困境而產生的主觀偏見與習慣，這有助於發現讓我們更挫折（而且更迷惘）的原因。

正念療法如何有助於我們尋找到自己的方向呢？大學時期我學登山，得在荒野中探索數週，不得依賴智慧型手機之類高科技產品的幫助，而我最早所學到的、也是最重要的技能之一，就是如何看地圖。第一條守則是，如果我們不懂得正確定位的話，縱使手握地圖也徒勞無功。換句話說，搭配著羅盤指出正北在哪，我們才能正確使用地圖，一旦方向被定位，所有的地標才能各就各位，開始變得合理。唯有如此，我們才能開始野外探索。同樣的，如果我們一直抱懷著「這樣感覺好像不大對」的不舒服感，但卻又缺乏羅盤定位出這些感受從哪來，這種脫節感可能帶來不小的壓力。有時候這樣的不適感，以及病灶不明的狀況會令人抓狂，因而帶來所謂的

12

青壯年或中年危機。我們盲目摸索甚至用極端方法試圖擺脫挫折與不舒服的感受——刻板印象中,男性的反應是會帶著秘書或助理遠走高飛(但一個月後我們從激情中醒來,就會發現自己到底幹了什麼好事)。但如果我們不試著去擺脫或擊敗不適感,而是去擁抱它呢?換個角度說,如果我們將壓力或不舒服的感覺當成**我們的羅盤**呢?目的不是要去尋找更多的壓力(我們全都受夠了!),而是利用已經存在的壓力當成導航工具。壓力的**實際感受**到底是什麼?它與其他如興奮等情緒反應的差別在哪?如果我們可以很清楚定位出羅盤指向南邊(朝向壓力)或北邊(遠離壓力),就可以依此作為羅盤來校正以及指引我們的生活。

那麼地圖呢?

現今有許多對於正念的定義,其中最常被引用的是喬·卡巴金(Jon Kabat-Zinn)的著名著作《正念療癒力》(*Full Catastrophe Living*)內的一段話,而這也是全世界教導正念減壓的內容:「(正念是)一種覺察,來自於刻意地、非評價地專注於當下每一個瞬間」[3] 如同史蒂芬·巴喬樂(Stephen Batchelor)最近寫道,這個定義指出人們有那個「能力」去「學習如何安定專注力,且安住於一個覺察且不做反應的清明時空當中」[4],換句話說,正念是一種將世界看得更清楚的方法,如果主觀偏見讓我們在死胡同內不斷繞圈而迷失,正念可以帶來對**這些偏見**的覺察,而看清我們是怎麼把自己帶離正確的道路。一旦看清我們並沒有前進,可以試著停下來,丟掉一些不必要的包袱,讓自己重新定位。打個比方來說,正念就是那張地圖,可以幫助我們駕馭人生的道路。

那非評價以及非反應性覺察又是什麼意思?在本書中會先解構

獎勵導向學習是如何導致主觀偏見，而這些偏見又是如何扭曲我們對這世界的觀感，驅使我們偏向慣性反應——我們會根據自己過去的反應採取趨吉避凶的行動，像自動導航般橫衝直撞——而離看清這世界的真相漸行漸遠；我們也會檢視這些偏頗觀點是怎麼讓我們變得更困惑，以及「這感覺太糟了，快做點什麼！」這樣的反應是如何讓問題更加惡化。在森林中迷路時，慌亂會使我們逐漸加快腳步，但這一行動卻經常讓我們**更覺**迷失。

當我在登山迷路時，前輩教我要先停下來、深呼吸，然後拿出地圖跟羅盤。

只有重新定位並再次找回正確方位後，我才會繼續行動，這與直覺反應背道而馳，但一直以來總是救我一命。同樣的，這種看清楚再行動的觀念，有助我們了解自己是怎麼作繭自縛，並學到如何在熟能生巧後脫離苦海。

過去二十年間，我的實驗室搜集了各種資料，對象包括參與麻州醫學大學正念中心（UMass Center for Mindfulness）開設的正念減壓課程的「正常」人（先不管正常意味著什麼）、病人（通常是成癮個案）、禪修初學者，和有經驗的禪修者。我們研究了不同種類的成癮行為、不同方式的靜觀方法與修行者——包含基督教中「歸心祈禱」（centering prayer）與東方禪學——以及不同的正念訓練方法，不管從古老佛教正念觀點，或是當代操作型制約的觀點來看，甚或以兩種觀點同時來看，結論皆符合並支持這套理論架構。以古老智慧以及現代科學的相似處為指引，我們將探討正念是如何幫助我們看清聯想學習、主觀偏見，還有由此而生的反應。如同巴喬樂所說：「重點在獲得實用知識以改變行為，進一步影響生

14

活品質，相對地，理論知識本身在你日復一日的生活毫無衝擊；放下以自我為中心的行動，一個人才能慢慢地充滿慈愛、惻隱之心（compassion）[5]、無私喜悅以及平和心（equalimity），安住沉浸於這整個世界之中。」[6] 這聽起來美好得令人難以置信，但現在我們有充分的資料證據來支持這個理論。

本書將會探索正念如何有助我們閱讀，而且進而運用壓力羅盤，如此一來，無論我們是對著另一半激動大吼大叫、無聊時習慣性觀看 Youtube 影片，抑或是因上癮而跌到谷底時，一旦我們無所適從，都明白如何找回自己的方向。藉由本書，我們將擺脫海蛞蝓的反應模式，活得真正像個完整的人。

註釋

1　原註：E. L. Thorndike, "Animal Intelligence: An Experimental Study of the Associative Processes in Animals," *Psychological Monographs: General and Applied* 2, no. 4 (1898): 1–8.

2　原註：B. F. Skinner, *The Behavior of Organisms: An Experimental Analysis* (New York: Appleton-Century, 1938).

3　原註：J. Kabat-Zinn, *Full Catastrophe Living: Using the Wisdom of Your Body and Mind to Face Stress, Pain, and Illness,* rev. ed. (New York: Delacorte, 2013), xxxv.

4　原註：S. Batchelor, *After Buddhism: Rethinking the Dharma for a Secular Age* (New Haven, Conn.: Yale University Press, 2015), 64.

5　譯註：英文中的 compassion 一字在中文中有時可見翻譯為共感，或是同情共感。此字詞與 empathy（同理）的差異將於第十章中解釋。

6　原註：Ibid., 23.

第一部

多巴胺的進擊

來一杯純的成癮，
不加冰[1]

當我們摳傷口摳上癮時，我們是不讓傷
口癒合；相反的，去感受傷口真實的搔癢與
疼痛，而不是去摳它，其實是讓傷口癒合。
所以，不要屈服於癮頭就是一種最基本的療
癒方式。

── 佩瑪・丘卓（Pema Chödrön）

光單純地觀看，你就能觀察到許多。

── 前美國職棒大聯盟教練

尤吉・貝拉（Yogi Berra）

17

我在耶魯大學醫學院擔任助理教授時，同時也在康乃狄克州的西哈芬鎮上的退伍軍人醫院（Veterans Administration Hospital, the VA）擔任過五年的門診精神科醫師。我專精於成癮精神醫學——直到看清正念是如何改變我門診成癮病人的生活之前，這是個我從沒想過會跨足的領域。我的診間座落於員工停車場最後面的「臨時」大樓（不過，很久之前那大樓就一直在那裡了），而就跟所有位於醫院院區內的附屬大樓一樣，人們僅知道它的編號：第三十六號大樓。

　　第三十六號大樓是美沙冬門診的據點，每天早上，病患或訪客踏入大廳，第一眼看到的是護理師站在厚重的防彈玻璃後面，將小藥杯中的美沙冬分發給鴉片類成癮患者。根據規定，當病患到達後，掛號櫃台必須先通知醫師，然後有專人護送病人到診間。所有門診作業都攤在陽光下進行，才能確保標準作業流程安全無虞。

　　多虧許多好萊塢影片如《遠離賭城》（Leaving Las Vegas）以及《噩夢輓歌》（Requiem for a Dream）的宣傳，成癮者常常會在酒醉或過嗨時出現自我毀滅的舉動，或者是因為缺錢滿足癮頭而走上犯罪一途。電影總是要灑狗血才有票房，但大多數我的病人並不符合這樣的刻板印象。他們個個都有血淚的抗戰史，但他們的故事要日常許多：他們因為不同原因染上毒癮，之後為了保有穩定的家庭、工作，和人際關係，他們想方設法拼命戒掉這些惡習。成癮是種走火入魔的消磨。

　　開始之前，先來定義什麼是成癮。在我住院醫師訓練時期，有個或許是最直觀的準則：成癮就是縱使產生不良反應還是持續使用。如果我們使用某種物質或是從事某種行為——不管是尼古丁、

酒精、古柯鹼、賭博，或是其他——而產生了不好的後果，但仍義無反顧地持續使用，這點是評估成癮的根據；而端看我們把生活搞得多天翻地覆，則可以作為評估嚴重程度的依據。藉由這個方式，我們可以從行為本身，以及對生活造成的影響來觀察成癮的程度。

在退伍軍人醫院中，許多我的病人在受傷之後（在戰場上或其他地方）開始對藥物成癮。有時他們是在治療慢性身體疼痛，為了麻痺痛楚而染上鴉片毒癮。有時候他們會發現，藥品是一種逃離、避免，或麻木痛苦、心理創傷或其他心靈傷痛的方式。每當病人們告訴我他們如何成癮的情境時，都有一個共通主題。就好像他們曾是史金納實驗中的白老鼠，對我描述他們所經歷的獎勵導向學習歷程；「在我腦海閃過當時的情景（某次留下心理創傷的事件）」（刺激），「喝個了酩酊大醉」（行為），「這比回想起那次慘痛經驗要好」（獎勵）。我可以直接在腦海中列出他們的習慣迴圈：**刺激、行為、獎勵**、一再重複。除此之外，他們會使用某種物質當作「治療」，藉由喝醉或變嗨來預防（或避免）不愉悅的回憶或感覺出現，或者為了在事後忘卻起這些記憶曾浮現腦海。

病人跟我一起合作，找尋著過去成癮開始的契機以及持續的因素。我必須很清楚地了解他們習慣的各種面向，才能知道是否有治療的可能。我要知道他們的刺激物是什麼、用了什麼樣的毒品，特別是使用毒品後得到什麼樣的回饋。一般人並不會花一整天跟精神科醫師聊天，一定是因為毒品的使用還有隨之而來的行為已經出了很大的問題。會到退伍軍人醫院就診的人，通常是因為擔心他身體狀況的家庭醫生、擔心他心理健康的家人（或者是擔心他們自己的安危）不斷催促下而來。如果我跟病人沒弄清楚他們自以為從這樣

的行為中得到什麼好處的話，行為很難被改變。癮頭逐漸主宰了生活，所有被濫用的毒品都劫持了多巴胺獎懲系統。

大部分病人的獎勵來自於趕跑不愉悅的感受（負增強），很少有人會狂嗑三天古柯鹼、幾百美金一瞬間飛了，然後接下來會睡好幾天後還感覺很神清氣爽的。他們把自己的獎勵導向學習模式，描述成一種用來逃避現狀、麻痺痛苦、掩蓋情緒不快的方式，而且最常見的是，他們屈服於對成癮物質的渴求（craving）：去摳那天殺的癢到不行的傷疤。

我的許多病人已經成功戒除一種或多種的癮頭，跑來要我幫助他們戒菸。因為古柯鹼、海洛因、酒精或是其他更難戒除的毒品，他們無數次地跌落谷底，導致家庭、工作，還有健康上的嚴重問題，已經重重壓過吸毒品帶來的獎勵。想吸毒的癢和摳抓後許多狗屁倒灶的麻煩相比，是小巫見大巫。這時候，吸毒後的負增強（各種麻煩問題）已經超越了之前的獎勵（紓解渴求）。他們坐在我的辦公室，困惑地看著從口袋拿出來的香菸，他們問我，「為什麼會這樣？如果我靠自己都能戒掉這麼困難的毒品了，為什麼我戒不了菸？」他們的問題並不特別，某一項研究顯示，尋求協助的酒癮或物質濫用的成癮患者中，有三分之二說戒菸比戒掉他們現在使用的物質還要困難[23]。

在歷史上，第一次世界大戰時士兵們被配給香菸，目的是鼓舞士氣以及幫助他們在心理上逃離當時的處境；第二次世界大戰時，每一名士兵在**每餐**戰鬥口糧中會配給四根香菸，這項計畫直到一九七五年才停止。如果我要讓某人對香菸上癮，我就會這樣做。戰爭是一個巨大的壓力來源（刺激），我可以確保某人可以輕易地

抽到香菸（行為）好覺得舒服一點（獎勵）。縱使戰爭結束了，成癮已經根深蒂固，不管是記憶、憂時的回想，甚至單純日常生活的壓力都可能帶他們一再重拾菸癮。

尼古丁相較於其他成癮性物質而言，有不少讓人上癮就難以自拔的優勢，這些優勢讓上癮患者百戒不靈。首先，尼古丁是一種刺激物，所以它並不會使認知能力下降，我們可以邊抽菸邊開車，也可以邊抽菸邊操作重機械。

第二，如果我們高興，我們可以抽菸抽個一整天；我們可以起床就來根菸（此時剛好是血液中尼古丁濃度最低的時候，而我們就渴望著來根香菸）、在上班途中抽菸、在休息時再來一根，或者是被老闆狂吼了一頓之後也來一根……諸如此類。一個人一天抽一包菸，剛好可以在一天內深化這個習慣二十次[4]。

第三，我們不會因為抽菸被炒魷魚，上班時醉醺醺的或是過嗨則不是這麼一回事。休息去抽根菸可能會稍微降低效率，但抽菸只傷害自己的身體，而這是自己的選擇（理論上）。

第四，雖然在可預防的發病與死亡原因中，抽菸在美國名列前茅，但它並不會快速致人於死，無時無刻喝醉或是過嗨倒是很快會讓我們失去工作或感情。當然，吸菸者的口氣難聞，但可以透過口香糖或是薄荷給蓋掉味道；其他跟吸菸有關的改變通常是緩慢且不自知的，只有習慣吸食數十年之後，才慢慢演變成嚴重疾病，例如肺氣腫或癌症。獎勵導向學習的厲害就在於它能即刻深化，而負責長期計畫的大腦對擺在眼前的誘惑毫無招架之力，縱使我們**未來可能**得到癌症，但我們**可能**也會以為應該輪不到自己得癌。

第五，微血管是人體中用來運送尼古丁到血流中的最小血管，

它們為數眾多且無所不在。將肺中的微血管全部攤開，可以鋪滿超過一個網球場，擁有這麼大的表面積，則使尼古丁能更輕易地進到血流當中；尼古丁愈輕易進入血流中，腦內的多巴胺就會愈快釋放出來，我們也就愈容易上癮。肺臟能夠一次運送大量吸入的物質，而且速度極快，這也是為什麼快克古柯鹼（用抽的）會比鼻吸古柯鹼來得更容易上癮，因為在微血管分佈上，鼻腔遠遠比不上肺臟。綜合以上因素，我的病人征服了許多惡魔後，卻敗在抽菸習慣上也就不意外了。

接著我以一個簡短的研究案例來說明：傑克走進診間，告訴我沒抽菸讓他覺得頭痛到快爆炸了。他已經抽了一輩子的菸，是不可能停掉的，他試過了尼古丁口嚼錠跟貼，也試過菸癮來時吃糖代替抽菸，但是一點用都沒有。我知道文獻上說藥物**最多**只能幫助三分之一的菸癮患者戒菸，我也從這些文獻上得知這些藥對於緩解被刺激物誘發的渴求沒有幫助。藥物大半是藉著提供穩定的尼古丁，讓**多巴胺能穩定分泌**，或者是藉由阻斷尼古丁接受器，使得抽菸時多巴胺不會分泌等方式來幫助患者戒菸。這些機轉看似合理，但最理想的藥物是只有當我們受到特定的刺激造成癮頭發作時，才會**快速釋放**多巴胺，但現在的醫療還無法到因人制宜的等級。

站在診間入口，傑克看起來已經窮途末路，好像他的頭**真的**要爆炸了一樣，我該怎麼說或怎麼做？我開了個玩笑當開場白，或許在我的個人笑話史上算不上最好笑的，但那當下就從我嘴巴裡蹦

了出來，我慢慢地說：「要是你的頭爆炸了，就將碎片撿起來拼回去，打個電話給我，我們會記錄起來，你應該會是第一個因為菸癮發作頭腦爆掉的人」，他親切地笑著（至少我所遇到的退伍軍人醫

院裡的病人都很和藹可親，或許也正因為他們的經歷特殊，心胸其實都很寬大）。接下來呢？我走到白板前，對傑克從頭到尾把習慣迴圈解釋一遍。我與他並肩站著，一起描繪出促使他抽菸的刺激物，以及每次他抽菸時是如何在深化這個歷程，到這時，他點點頭坐了下來，這下有進展了。

我回頭探討如果傑克沒有抽菸，頭就像要爆炸是怎樣的感受。我問他，他有什麼感覺。一開始他說「我不知道，就是頭快爆炸的感覺」，我進一步希望他仔細描述這是一種什麼樣的感受，我們抽絲剝繭地了解當他菸癮發作時的想法與身體感覺，然後我在白板上畫了一個大大的箭頭，並將他的身體感覺標記在上面。

從箭頭底端的刺激物開始，隨著他菸癮愈來愈強烈且明顯，我們就沿著線標上愈多點。箭頭尖端假設成是他的頭爆炸，但那個點被抽菸給取代，因為每次當他就要到達爆炸點時，他就咻的一下跑去抽菸了。

我問他有沒有過完全不能抽菸的時候，例如飛機上或巴士上，他說有，「那然後呢？」我問道，他沉思了一會，說了一句「我猜它消失了」，「我確認一下我有沒有理解錯誤，」我說。「如果你不抽菸，菸癮會自己消失？」我像是引導著證詞一般，但老實說，我確實是想確定我理解的沒錯，我們必須有所共識才能繼續下去。他點點頭。

回到剛剛畫在白板上的箭頭，在箭頭尖端（尖端代表他跑去抽菸）下方一點點的位置，我先畫出一條水平線，接著轉彎回到箭頭底端，整幅圖形起來像個倒 U 或是個駝峰，而不只是一道箭頭單向指著唯一結果——抽菸。我問他：「你的意思是，你的菸癮發作

了，接著菸癮愈來愈強，到達巔峰，最後漸漸變弱消失了嗎？」
我好像可以看到有顆燈泡在傑克腦中亮了起來，等等，如果在不得
已，其實他不用抽菸也可以，但自己卻沒有意識到。有些癮頭比較
短暫，有些會比較持久，但不管是哪些**都會**消逝，也許戒菸**本來**就
是他已經可以做到的事情。

接下來的幾分鐘，我確保他真的了解他每次抽菸都是在深化
這個習慣。我教他在菸癮出現時，單純地告訴自己身體有什麼感覺
（默想或是大聲地說出來都可以）。我們用衝浪來比喻：病人的對
癮的渴求就像海浪，而病人的「專注練習」就像衝浪板，可以幫助
他跨越過一道道的浪潮，直到波浪消失。他可以乘著浪潮，如同白
板上畫的倒 U 一樣，感覺到菸癮、達到巔峰、然後降落，我向他
解釋，每次他衝到浪上，就阻止了抽菸習慣繼續深化。現在，他擁
有了強而有力的工具——專屬於他自己的衝浪板——當他菸癮發作
時就可以派上用場！

癮頭來了，衝浪吧！

我教給傑克的戒菸練習法並不是憑空出來。當我開始在退伍軍
人醫院工作時，就已經持續練習靜觀十二年之久，而在耶魯大學醫
學院擔任住院醫師期間，我決定從分子生物醫學的研究領域跳進正
念療法的研究領域中，為什麼？雖然我已經在知名的科學期刊中發
表了有關壓力與免疫系統失調的碩士論文，甚至獲得了某些專利，
但我還是持續卡在「所以這可以幹嘛」的困惑當中。我的所有研究
都建立在白老鼠模型上，這些發現又要如何直接幫助到人類？在此

25

同時，我確實體會到正念在我個人生活中帶來的好處，而這一點認知也促使我決定成為一位精神科醫師。此外，我更能清楚看到佛教教義與現正使用的精神病學架構間的關聯性，這讓我們更加了解患者並進行更適當的治療。我轉向研究正念並不被校方看好，因為他們一向對於非藥物的治療抱有疑慮，甚至對於這些方法能替代醫療嗤之以鼻。我不怪他們，精神科長期以來一直在艱苦奮戰，甚至連合法性都得爭取。

二〇〇六年，開始退伍軍人醫院的工作之前幾年，我還在進行精神科住院醫師訓練的時候，我著手進行了我的第一次的先驅性研究，試圖了解正念訓練是否能幫助成癮民眾[5]。艾倫馬拉特（Alan Marlatt）在華盛頓大學（University of Washington）的團隊將研究成果加以出版，發表正念復發預防課程（Mindfulness-Based Relapse Prevention, MBRP）（結合正念減壓〔MBSR〕與艾倫馬拉特所發展出的復發預防課程）可以幫助個案避免再度成癮。在他們的協助之下，我調整了原本八週 MBRP 課程以符合門診需求：我將它拆成兩組各為四週的課程（A 跟 B）交替施行（A–B–A–B……），如此一來，下一輪課程開始之前，患者不用等待太久，而且已經進行到第二組治療的成員，也可以作為示範、教導新成員該如何開始。雖然這只是個小小的研究（我的研究統計員開玩笑地稱之為「棕袋研究」，因為我把所有研究資料裝在一個棕色雜貨店購物袋拿給她），結果令人振奮。我們發現，在預防酒精與古柯鹼再次使用的個案上，這套調整過的 MBRP 課程跟認知行為治療（cognitive behavior therapy, CBT）一樣有效。廣泛來說，認知行為治療是有實證基礎的治療方式，用於訓練患者挑戰舊有假設並改變思考模式

26

（認知），以期改善他們的感受與行為。舉例來說，被憂鬱或成癮所困擾的病人藉此學到，當關於他們自身的負面信念出現而可能導致藥物濫用時，要能「辨認它、檢視它、改變它」。如果出現了「我很糟糕」的念頭，他們會去檢視這是否正確，然後將這個念頭轉變成更積極正面的想法。

我們也測試了病患於治療後對於壓力的反應（在這個案例中，我們是請病患聽他們自己錄下的個人歷程），結果發現，接受正念訓練的患者反應不像接受認知行為治療來的患者那麼大。正念療法似乎無論在研究或是實際生活中，都有幫助於患者面對觸發壓力的情境。

有了這些令人振奮的結論，我決定著手處理菸癮；前面提過，尼古丁成癮是最難克服的成癮症狀之一。正念近來被證明可幫助慢性疼痛、憂鬱，以及焦慮[6]。如果可以證實正念在戒癮領域也有幫助，我們就可以對（已經停滯許久的）成癮治療引進新的行為治療模式，同時也可以幫助我的病人。

研究所時期，一位良師總會帶著大大的笑容對我說：「不幹大事就滾蛋」他意思是，如果我猶疑著要冒險遠離舒適圈，或是保守一點窩在圈裡，那就選擇前者吧！人生苦短！言猶在耳，我捨棄了馬拉特有關復發預防的成分，純粹根據正念的核心概念，為我的戒菸研究撰寫一份新的計畫。我想了解光靠**正念本身**是否有效，如果它有助於戒除最難撼動的成癮，我會更有信心地將正念訓練應用在每一個成癮患者身上。

為了準備執行我們的戒菸研究計畫，我開始了長達兩個小時的靜坐，直到鬧鈴響起前不動分毫。這看起來有點自虐，但理由是

27

這樣的：尼古丁的半衰期大約是兩小時，所以大部分的菸癮者約每兩個小時會去抽根菸，尼古丁的濃度在那時達到低點，大腦催促著他們要趕快補充尼古丁；如果減少菸量，或者是降低抽菸頻率，菸癮會來得更加強烈。我們藉由訓練病人緩慢減少抽菸量來降低身體對於香菸的心理需求（但這樣的訓練對於誘發情境所引發的成癮則沒有幫助）。當病人一口氣戒菸後，為了維持戒菸狀態，就得拼命捱過每一個次菸癮發作。我是個不抽菸者，要與不抽菸頭就會爆炸的人感同身受，我不能說出任何像「我是醫生所以我說了算」的屁話，他們得信任我，並相信我說的話有憑有據。

　　所以我開始靜坐，不動分毫，一次兩小時。等等，更正一下，我是開始**嘗試**維持靜坐姿勢那麼長的時間，令我驚訝的是，困難的不是因為長時間不動所造成的身體疼痛，坐立不安、心神不寧才真正磨人。我的大腦催促著：「動一下啦，又不會怎樣」，心裡的這些渴求叫喊著「快站起來！」，現在我明白（至少稍微懂一點點）菸癮患者受了哪些苦，我了解腦袋快爆炸是什麼感覺。

　　我記不得自己到底**花了幾個月**才成功靜坐滿兩小時，有時候我在一小時又四十五分鐘起身；有時候我差一點就要靜坐滿兩小時，然後就像被「坐立不安」給操控的魁儡一般，從墊子上彈起來，我就是做不到！終於有一天，我成功了，我坐滿兩個小時，那之後我明白我是可以辦得到的，我知道可以切斷「坐立不安」的操偶線；之後每一次的靜坐變得愈來愈容易，因為我有信心我做得到。而我也知道病人有辦法戒菸，他們需要的只是找到適當的方法。

從上癮到戒除

二〇〇八年，我總算準備完成。在引言中我提過當年我在耶魯大學神經科學治療診所中所進行的戒菸研究，希望能解答一個簡單卻又精確的問題：正念訓練是否跟美國肺臟協會（American Lung Association）所發表的**黃金標準療程**（gold standard）——名為「甩開菸害」（Freedom From Smoking）的療程——一樣有效。我們在火柴盒上打廣告，招募吸菸者參與免費非藥物治療的戒菸課程。

同意參與研究的受試者在研究開始的第一個晚上來到等候室，他們得從牛仔帽裡抽籤（我的研究助理對於這類玩意自有一套品味），如果抽到 1，那就參與正念訓練，抽到 2，就參加美國肺臟協會的「甩開菸害」課程。一週進行兩次，共持續四周，一個月後，他們會對著一個長得像酒測器的機器吹氣，看看這一個月內他們是否有抽菸。抽菸不像喝酒可以直接測量到濃度，我們是藉由測量一氧化碳（carbon monoxide, CO）來監測抽菸量，因為一氧化碳是燃燒不完全後的產物，因此抽菸時會吸入大量的一氧化碳，所以可以做為抽菸量的替代檢測物；一氧化碳會比氧氣更易與紅血球中的血紅素結合，這也是為什麼，如果我們在封閉的車庫中將車子持續發動車子，便可能導致窒息。抽菸就像在緩慢地進行同樣的事。因為一氧化碳會黏附在血液中，緩慢地從紅血球上分離出來，然後才隨著吐氣排出，所以一氧化碳可作為評估抽菸量的指標。

接下來兩年的每個月（除了十二月以外，那是惡名昭彰很難戒癮的月份），我帶領新的正念團體。第一堂課我會教導他們關於習慣迴圈、定位出他們的刺激物，並告訴他們每抽一根菸是如何深化

29

這個習慣。我給他們當晚的回家作業是去留心刺激物是什麼，以及抽菸時他們有什麼感受，然後記錄下來。

三天後的第二堂課，成員們報告著他們注意到多少次因為無聊而抽菸；一位男士這兩天內把菸量從三十根香菸減到十根，因為他發現他之所以抽菸，大部分都是因為無聊或是為了「解決」某些問題。例如，他會為了蓋掉喝完咖啡後的苦澀而抽菸，就因為明白了這麼簡單的一件事，他改成喝完咖啡後刷牙。更有趣的是學員們提出給我的報告，報告是關於他們專注於自己抽菸時有什麼感受。很多人無法相信他們是如何看清這一切，他們從未嚐過抽菸的味道有多糟糕，其中一個我最喜歡的回饋是：菸味聞起來就像是發出惡臭的起司，嚐起來就跟化學物質一樣，**超噁！**

這名病患理智上知道抽菸不好，這也是她為什麼會來參加課程的原因。而當她開始單純地好奇且專注**在抽菸上**，她才發現菸味有多麼可怕。這是個重要的轉捩點，抽菸是不好的這個想法，在她身上從僅僅是腦中的知識轉變成了**刻骨銘心的智慧**。抽菸的魔咒已經打破，她發自內心地從自己的行為醒悟過來，而不需他人逼迫。

為什麼我提到逼迫？因為認知行為及其相關治療的核心都是以認知來控制行為，所以才命名為認知行為治療。不幸的是，腦部當中最擅長以意識控制行為的部分——前額葉（prefrontal cortex）——是當我們感到壓力時率先罷工的部位；前額葉罷工之後，我們就回到舊有慣性之中。這也是為什麼有類似的醒悟經驗對病人而言有多麼重要，光看到如何回到舊有慣性，就能更深一層且刻骨銘心地了解，而不需要控制或逼迫自己忍住不要抽菸。

這樣的覺察（awareness）正是正念的核心：當我們被行為困住

30

時，清楚地看到發生了什麼，然後發自內心地醒悟。久而久之，我們若能對行動的後果看得愈來愈清楚，就能摒棄掉舊習慣、創造出新習慣來替代。矛盾的是，正念就只是單純地對於自己的身體與心理感到好奇、試著靠近並與它們共處。重要的是，患者像這樣願意真誠地面對自身經驗，而不是急著要趕走那不舒服的癮頭。

在吸菸者可以開始與他們自身的渴求共處，甚至是面對它之後，我開始教他們要怎麼在癮頭上面衝浪。我在課程中使用了一組英文縮寫，這是一位叫做蜜雪兒‧麥當勞（Michelle McDonald）的資深靜觀老師發展出來的（而且已經被塔拉‧布萊克（Tara Brach）用來廣泛教學），在我自己的正念訓練中也受用無窮，特別在當我被某些執著思考給綁住，或者在腦海裡不斷對某人鬼吼鬼叫時。這組英文縮寫 RAIN。

31

□ 辨識／放鬆（RECOGNIZE/RELAX），無論發生任何事（例如：你的渴求）

□ 接受／允許（ACCEPT/ALLOW）其存在

□ 觀察（INVESTIGATE）身體感覺、情緒、想法（例如：問問自己的身體或心理現在正發生什麼變化）

□ 記錄（NOTE）每一個當下發生了什麼

紀錄的 N，我將它略作修改為**非認同**（nonidentification）；我之所以有這個想法，是因為對於我們發現的問題癥結，我們會加以認同或深陷其中。我們把它當成是個人的問題來看待。非認同是個腦中的警鈴，提醒著我們不要認為這是自己的錯。第二堂課我並沒

有一股腦地將這些內容塞給大家，反而轉而使用紀錄練習（noting practice）。這是由一位緬甸得高望重的馬哈西尊者（Mahasi Sayadaw）所推廣。許多目前傳授的練習法都是由此衍伸而成，但總地來說，都是讓人單純地紀錄個人經驗中最主要的部分，無論是想法、情緒、身體感覺、景象或聲音。紀錄練習是一種實際練習非認同的方式，因為當我們注意到問題癥結，我們就不再有那麼多認同感。這種現象跟物理學中的觀察者效應（observer effect）雷同，特別在次原子領域，觀察這個行為本身就會影響被觀察的事物。換

Box 1

　　我們可以在渴望上衝浪學習如何駕馭它。首先，**辨識**出想望或是渴求何時光臨，然後**放鬆**。只要你不試著控制它何時發作，就能**確認**或**接受**這道浪潮的本質，不要忽略它、轉移它，或試著處理它，這就是你的個人經驗。找個適合自己的方式，不管是一個詞或一句話，或只是點點頭（比如我同意、開始了、來了……等等）都可以。要如何衝渴望的浪，你必須得仔細研究，在想望形成時小心**觀察**，問自己：**現在我的身體感覺如何**？不用刻意去尋找，只要注意最明顯的感覺是什麼，放任這樣的感覺靠近。最後，**記錄**你所跟尋的體驗，使用簡短的片語或單詞，愈簡單愈好。例：思考、胃在翻騰、感覺愈來愈強、灼熱感……等等，跟尋著感覺直到完全消逝。如果注意力被拉走了，藉由重複的問句將自己拉回觀察當下，「現在我的身體感覺如何？」看看你能不能駕馭它直到消逝。乘浪回航吧！

句話說，光是透過觀察，只要我們注意到（而且記錄下）哪一種身體感覺出現時會觸發渴求，就會減少再度陷入習慣迴圈的機會。

第二次課程結束前，我給了他們一張課程內容大綱，還有一張皮夾大小的摘要卡（見上頁 Box 1）。回家以後，他們就可以在菸癮發作時，開始練習這堂課所教導的非正式練習法 RAIN。

RAIN 過天晴

接下來的訓練課程，我在每天早晨與傍晚規律地加入靜觀練習，這是發展與支持正念的基礎。我們持續紀錄參與者每週練習與否以及每天抽了幾根菸，我野心勃勃地訂定第二週結束時可以戒癮（第四堂課後），最後發現對大多數人而言似乎太早了一點；有些人兩週戒癮，然後利用剩餘兩週加強練習技巧，有些人則需要更久。

我的病人學習以正念來戒菸時，一位由美國肺臟學會訓練的心理師在走廊的另一端帶領「甩開菸害」團體。為了避免被任何可能影響的因子導致結果偏差，我們每個月交換一次教室。為期兩年的研究結束後，我們審查了超過七百五十位學員，隨機取樣出其中不到一百位進行測試。當最後一批受試者完成接下來最後四個月後的診察後，我們將所有資料統整並查看正念訓練的累積成效。

我期盼著這個嶄新的治療方法可以跟標準治療一樣有效，統計研究員回報資料顯示，正念訓練團體的參與者戒菸率是「甩開菸害」團體的兩倍！更棒的是，幾乎所有正念參與者還持續著戒菸，另一個團體則是遠遠不及，差距竟然達到五倍！這比我所預期的好

　渴求的心靈：從香菸、手機到愛情，如何打破難以自拔的壞習慣？　|

太多了！

　　為什麼正念療法有效？我們教導參與者專注於習慣迴圈，這樣一來光是清楚明白他們真正從抽菸得到的感受（例如嚐起來像化學物質），就足以讓他們脫離舊有行為模式。我們還教給他們其他的正念練習方式，比如呼吸覺察以及慈心練習。或許參與者藉著這些練習來轉移注意力，但也或許發生了一些完全在我們預料之外的狀況。

　　莎拉・馬利克（Sarah Mallik）在我的研究室裡進行她的醫學生論文報告，我給這位耶魯大學醫學生一項功課，去思考到底這項研究中的差異因子是什麼。她想了解正式練習與非正式練習（例如 RAIN）是否與各組的實驗結果相關。她發現正念練習與戒癮有強烈的關聯性，但在「甩開菸害」團體中，藉由聽 CD 教導參與者放鬆，以及其他可以自菸癮中轉移注意力的方法，就看不到類似關聯。我們假設，也許熬過艱難靜坐時間的過程（如同我之前做的）有助於熬過菸癮。也或許患者具有進行靜坐的能力可以看成一種指標，表示該患者適用於正念療法。我們也發現正念團體裡 RAIN 的練習與成效高度相關，但在「甩開菸害」團體中的非正式練習就沒有同等功效。所以也有可能是 RAIN 立下大功。我們並不知道正確答案，所以我們發表了這項研究成果，並提出所有可能的解釋[7]。

　　另一名醫學生，哈尼・艾爾瓦非（Hani Elwafi），著眼於釐清正念是如何幫助戒菸。如果我們能指出正念效益的心理機轉，就能根據正念的有效成分設計出一連串的治療。就像是如果喝了雞湯可以治療感冒，那麼當知道到底是雞肉、湯，還是裡面的胡蘿蔔造成這樣的效果時，我們就能確保**該成分**會被人體充分吸收。

34

哈尼接續著莎拉的分析資料，試著了解哪種正念訓練工具（靜觀、RAIN 等）對於渴求和抽菸間的連結有最強烈的效果。我們之所以特別針對菸癮與抽菸的關係，是因為渴求很明確地是習慣迴圈的環節之一，沒有渴求的受試者不大會去抽菸。事實上，哈尼在分析過程中發現，在訓練之前，有渴求就會造成抽菸行為，只要渴求上身，受試者幾乎都會去抽一根；四週訓練結束後，這樣的連結會被切斷。有趣的是，戒菸與沒有戒菸的人所報告的渴求強度並無不同，戒菸的人只是在渴求出現時不去抽菸。久而久之，渴求便會逐漸下降，直到戒菸。這樣合情合理，因此我們在報告中闡述這點：

打個比方來說，渴求是一把火，抽菸是燃料。當有人停止抽菸，渴求這把火雖然會持續存在，但它本身的燃料耗盡便會熄滅（只要沒有被繼續加進燃料）。我們的資料也證實這點：（1）已戒菸患者的渴求在不抽菸之後一段時間才會下降，意味著一開始還有些剩餘的燃料提供給渴求這把火，但隨著時間會逐漸消耗殆盡，因此我們才會觀察到渴求降低延遲的現象；（2）持續抽菸的人，渴求也持續著，意味著他們在持續添加燃料[8]。

我們直接自一部古老的佛教經典中借用了解釋方法，在這部經典中到處可見渴望似火的比喻[9]，這些古代的靜觀大師可說智慧過人。

最後回到我們剛開始所提出的問題：哪一種正念技巧對於斷開渴求與抽菸連最有效果？贏家是：RAIN。儘管正式的靜觀練習法都與結果有正向關聯，但只有非正式練習的 RAIN 通過統計上的合

格點，呈現出它與斷開渴求與抽菸有正面效果。數據結果表現得十分完美。

僧侶和機制

當我對於正念練習**為什麼**能夠幫助人們戒癮以及保持戒癮觀察得愈多，我愈是明白其他治療方法為什麼會失敗。許多研究已經清楚顯示出渴求與抽菸的關聯性；避免誘發情境（刺激物）可能有助於人們避免被誘發，但這不會直接動搖習慣迴圈的核心。例如，遠離過去一同抽菸的朋友或許有幫助，但如果有人是被老闆吼罵而誘發抽菸，遠離老闆可能會導致其他的壓力，譬如失業。傳統的吃糖果等替代策略或許可以幫助人們戒菸，但除了體重上升之外（這也是在戒菸時常見的副作用），這種方法其實在訓練參與者用吃來取代渴求，以一害換一害。我們的資料顯示正念斷開了渴求與抽菸。進一步來說，為了避免誘發情境變成更加強烈或更顯著的刺激物，斷開渴求與行為看來是很重要的。每一次我們回想起一段連結著誘發情境與行為的記憶，大腦就會開始尋找這些誘發情境以及**它的小夥伴**——也就是各種和原本的誘發情境類似的其他情境或事物，就會促使渴求發作。

我非常好奇。在自己探索靜觀的經驗中，我已經參閱過不少探討如何處理渴求的古老佛教經典 [10]。針對渴求去處理，那你就可以征服成癮症狀，而所謂針對渴求，並不是以蠻力硬碰硬，而是與直覺背道而行，藉由面對它或接近它來達到目的。透過直接觀察，我們就可以變得愈來愈不那麼沉迷其中——如同佛教用語：「漏」

（asava[11]）。我在病人身上看到這些效果，透過直接觀察衝動行為的下場，被成癮物質所蠱惑的程度便逐漸下降。這過程究竟是如何運作的呢？

傑克・戴維斯（Jack Davis）過去是小乘佛教（Theravada Buddhist）的僧侶，目前是巴利文（Pali，第一個在佛教傳播中被用以紀錄的文字）的研究學者。我和他最初是在我完成住院醫師訓練並成為耶魯大學的教師之後，透過一位朋友兼同事，威洛比・布里頓（Willoughby Britton）的介紹而認識（布里頓同時也是一位靜觀修習者以及布朗大學〔Brown University〕的研究員）。那時傑克正於研究所攻讀哲學，我們很快一拍即合，因為我們都沒有興趣談論非關靜觀的支微末節。有時候，我跟他討論目前心理學模型中有關獎勵導向學習，對我來說，這似乎跟我在研究所中所學習到的佛教理論架構中的**緣起**（dependent origination）十分相似，而根據巴利三藏（Pali Canon）記載，佛陀沉思了此概念一整晚後悟道。或許這是個值得深入探討的議題。

緣起描述了十二支（twelve links）的因果循環（cause-and-effect loop），「此有故彼有，此無故彼無」，字面上來說，就是事情的發生源於另一件事情之發生。這吸引我的原因，是由於這似乎是描述操作型制約或是獎勵導向學習，而且這是兩千五百年前就有的記載。當遇到某個知覺經驗時，我們的心智會根據過去個人經驗去詮釋（這常被描述為「無明」），而這些詮釋會自動聚集成一種「**感受方式**」（Feeling tone[12]），被分為愉悅或不愉悅的經驗。這些感受方式會導致一種渴求或是一種衝動——讓愉悅感持續或不愉悅感消逝的衝動。我們若因為衝動採取行動，就會促成「生」，這是佛

教心理學中所提到的自我認同。有趣的是，這類的刺激（佛教用語為「取」）在英文中被翻譯為**「連接」**（attachment），這也是西方文化中最常被注重的。行動後的結果會形成記憶，而後造就了下一個**「週期的重生」**，也就是輪迴（samsara），或稱為永劫輪迴。

38

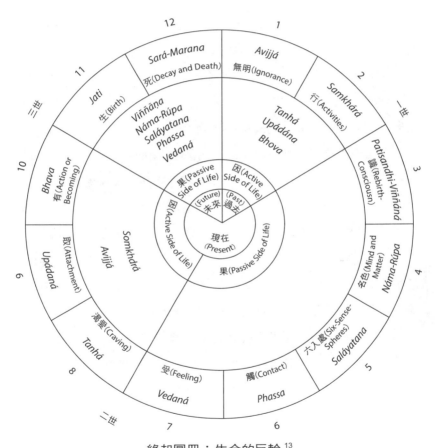

緣起圖冊：生命的巨輪 [13]

Licensed under CC BY-SA 4.0 via Wikimedia Commons.

這模型看起來好像有點複雜，因為它真的就是這麼複雜！長久以來，傑克跟我試圖解構這些內容，發現「緣起」跟「獎勵導向學習」確實可以相提並論，事實上，這兩個理論非常完美地彼此契合。你看，「緣起」的不同階段其實就跟以「獎勵導向學習」一樣，只是名稱不同而已。

從最上面開始，無明的基本概念跟現代主觀偏見的想法十分相似；我們藉由過去的經驗形成記憶，然後我們透過以記憶為基礎的特定觀點來看待事物，而這些偏見根深蒂固地將某些習慣性反應烙印在我們的腦海裡，這些習性反應則天生帶有情緒——也就是說，這些偏見與我們對事物的情緒感受有關。這些下意識的反應相當於「緣起」中所描述的愉悅或不愉悅的感受。如果巧克力曾帶來美味的感覺，那我們就可以預期它可能帶來愉悅的感受；如果我們曾經因食用巧克力而中毒，下次看到它可能就不會感覺太好。在兩種模式中，愉悅的感受帶來渴求，而渴求都會誘發進一步的行為或舉動。目前為止沒有問題，但接下來這部分，就讓我有些傷腦筋。在「緣起」裡，行為導致「**生**」，古代佛教徒並沒有明確提到記憶是如何形成（古時候在某些文化中，心智位在肝臟，有些則是在心臟），所謂的「生」會不會是我們現在所稱的記憶？如果我們想想我們是如何知道自己是誰，就會發現自我認同是以記憶為基礎，這點說得通。當然，所謂的投胎轉世或永劫輪迴，便相當符合這個說法。每次我們藉由喝酒、抽菸，或是從事其他行為作為逃避不愉悅的經驗，其實是在訓練自己重蹈覆轍——問題並沒有解決。如果我們不洗心革面，痛苦便永無止盡。

傑克跟我畫出一份簡化的示意圖，不但忠實地呈現出緣起的

本質——此有故彼有——而且引用現代語言加以詮釋。我們用一副眼鏡來象徵「生命的巨輪」的第一步（無明），好幫助讀者將概念視覺化，了解我們是如何透過對世界的偏見來過濾一切所見所聞，讓生命的巨輪持續轉動，使習慣形成的循環永不衰竭，並且不斷深化。40

除此之外，我們發表了一篇文章，以成癮症狀為例，讓學者、醫生，以及科學家了解「緣起」和「獎勵導向學習」這兩者間的相似之處[14]。過去幾年間，在無數場研討會的發表與討論中獲得驗證

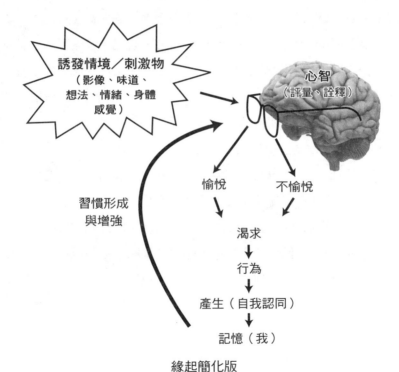

緣起簡化版

Copyright ©Judson Brewer, 2014

後，這種理論模式似乎逐漸形成。它們有助於我們串連起古老的智慧與現代的概念；我們的治療方式之所以見效，這些理論就隱藏在其潛在機制背後；這套說法將不同系列的專門詞彙串接在一起，減少了透過翻譯而流失掉的內涵，讓學術研究更有效率。以純粹的達爾文（Darwinian）適者生存的觀點來看，不管它們被視為與新的模型吻合，或者是被當成一種再發現，或是被當成新瓶裝老酒，這很古怪地確保了如「緣起」等心理機轉模型在歲月的洪流中屹立不搖。

41　　　在科學的世界裡，獎勵導向學習是這樣運作的：發展出一個新理論或是發現新事物（刺激），率先發表相關文章（行為），其他人引用你的理論，你因此備受推崇而繼續研究（獎勵）。在英文裡甚至有個特殊片語專門描述論文被其他科學家搶先發表的情況：getting scooped（**被搶先**）。比如說：看哪！史金納的理論被佛陀搶先發表了，那時候連紙都還沒發明呢！

　　　「那又怎樣？」這個問題一直在我腦海中縈繞不去，幾年後終於有了解答。從我自己的成癮性思考流程，我明白自己是如何建立起習慣而不斷追求知識；有了這層體悟後，我可以理解病人的問題，與他們感同身受，並且更加明白該如何治療他們的成癮症狀。這套知識啟發了我們的臨床試驗，試驗結果顯示這些技巧能夠對廣大民眾有所貢獻。了解到現代的理論機制跟千年以前所發展出的一模一樣，這也有助我們重拾初衷。這些理論模型能不能能更廣泛地用於改善嚴重成癮症狀以外的其他行為呢？它們是不是確實有助於改善大多數民眾的生活呢？

註釋

1　譯註：第一章的標題英文原文為 Addiction, straight up!。Sraight up 本為酒吧用語，原用法的情境為酒客進入酒吧後坐下說：「Whisky, straight up!」時，表示要一杯純的威士忌不加冰塊。

2　原註：L. T. Kozlowski et al., "Comparing Tobacco Cigarette Dependence with Other Drug Dependencies: Greater or Equal 'Difficulty Quitting' and 'Urges to Use' but Less 'Pleasure' from Cigarettes," *JAMA* 261, no. 6 (1989): 898–901.

3　譯註：物質濫用，英文為 substance-abuse disorder，於精神疾病診斷準則（Diagnostic and Statistical Manual of Mental Disorders, DSM）中翻譯為物質濫用。此處的物質泛指可能造成成癮的物質，例如毒品、酒、咖啡因等等。

4　譯註：一包香菸有二十支菸。

5　原註：J. A. Brewer et al., "Mindfulness Training and Stress Reactivity in Substance Abuse: Results from a Randomized, Controlled Stage I Pilot Study," *Substance Abuse* 30, no. 4 (2009): 306–17.

6　原註：J. D. Teasdale et al., "Prevention of Relapse/Recurrence in Major Depression by Mindfulness-Based Cognitive Therapy," *Journal of Consulting and Clinical Psychology* 68, no. 4 (2000): 615–23; J. Kabat-Zinn, L. Lipworth, and R. Burney, "The Clinical Use of Mindfulness Meditation for the Self-Regulation of Chronic Pain," *Journal of Behavioral Medicine* 8, no. 2 (1985): 163–90; J. Kabat-Zinn et al., "Effectiveness of a Meditation-Based Stress Reduction Program in the Treatment of Anxiety Disorders," *American Journal of Psychiatry* 149, no. 7 (1992): 936–43

7　原註：J. A. Brewer et al., "Mindfulness Training for Smoking Cessation: Results from a Randomized Controlled Trial," *Drug and Alcohol Dependence* 119, nos. 1–2 (2011): 72–80.

8　原註：H. M. Elwafi et al., "Mindfulness Training for Smoking Cessation: Moderation of the Relationship between Craving and Cigarette Use," *Drug and Alcohol Depen- dence* 130, nos. 1–3 (2013): 222–29.

9　原註：G. DeGraff, *Mind like Fire Unbound: An Image in the Early Buddhist Discourses*, 4th ed. (Valley Center, Calif.: Metta Forest Monastery, 1993).

10　原註：B. Thanissaro, trans., *Dhammacakkappavattana Sutta: Setting the Wheel of Dhamma in Motion* (1993); available from Access to Insight: Readings in Theravada Buddhism, www.accesstoinsight. org/tipitaka/sn/sn56/sn56.011.than.html.

11　譯註：本書對於佛教經典的翻譯均引用無著比丘（Bhikkhu Anālayo）所著，香光書鄉編譯組譯的《念住：通往證悟的直接之道》一書（嘉義：香光書鄉，二〇一三年）。參考資料來源：http://www.gaya.org.tw/publisher/faya/Sati_index.htm。「漏」也意指「流出」，正如膿瘡潰爛的時候；或意指「發酵」，正如酒由花朵等釀造而成的時候。

12　譯註：佛教經典《念住：通往證悟的直接之道》中將 Contemplation of Feeling tone 翻為受念住。

13　譯註：為便於讀者理解，對於緣起的中文翻譯稍作延伸解釋：無明（Ignorance）：無法看清事物的本質；行（Activities）：行動，行有三種：身行、語行、意行；識（Rebirth-Consciousn）：意識，分為眼耳鼻舌身意；名色（Mind and Matter）：有概念之後而命名及感知；六入處（Six-Sense-Spheres）：六種不同的感覺基根；觸（Contact）：藉由六根

與物境接觸；受（Feeling）：接觸後出現感受，分為愉悅、不愉悅以及中性感受；渴愛（Craving）：收到受的招感，貪愛升起；取（Attachment）：貪愛增長而產生執取；有（Action or Becoming）：因執取的驅動而孕育出新的行為。

14 原註：J. A. Brewer, H. M. Elwafi, and J. H. Davis, "Craving to Quit: Psychological Models and Neurobiological Mechanisms of Mindfulness Training as Treatment for Addictions," *Psychology of Addictive Behaviors* 27, no. 2 (2013): 366–79.

科技上癮

科技與奴隸制度的差別在，奴隸全然知
道自己是不自由的。

──黎巴嫩裔思想家

納西姆・尼可拉斯・塔雷伯

（Nassim Nicholas Taleb）[1]

二〇一四年十二月，我跟我太太飛往巴黎，預計在那發表一場有關正念科學的演說。那是我第一次造訪光之城（City of Lights），所以我們也做了許多觀光客會做的事情：前往羅浮宮（Louvre）。那是個冷冽又灰濛濛的日子，但對於即將造訪這有名的博物館我們還是非常興奮，畢竟百聞不如一見。我太太是個聖經以及古代近東（Near Eastern）研究學者，她相當興奮地跟我介紹著羅浮宮內收藏了多少古代文物。我們迅速地穿過第一區的狹窄街道，穿過拱門進到有著博物館入口標誌的庭院時，那裡有許多人駐足、飲食以及拍照，一小群人擋住我的去路，我迅速地拍了一張照來捕捉這畫面。

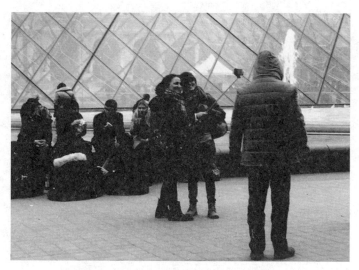

在羅浮宮前來張自拍（作者本人拍攝）。

我並不是攝影家，所以請不要評論我的美感。兩個正在自拍

　　　　渴求的心靈：從香菸、手機到愛情，如何打破難以自拔的壞習慣？

的女人有什麼特別之處？我發現這畫面既悲慘又生動：有位略為頹廢、穿著連帽外套的男性站在前面，他是其中一位女性的男朋友，精神委靡地站在刺骨寒風中，因為他被一根一公尺長的摺疊鋁竿給取代了！從他臉上不舒服的表情，看得出他被遺棄了。43

　　二○一二年，「自拍」（selfie）這個詞榮登時代雜誌十大流行語之一。二○一四年，「自拍棒」被列為年度二十五大發明物之一。對我來說這是一種啟示，攝影風格自畫像的存在可以追溯到十八世紀中期，為什麼我們這麼著迷於留下自己的影像？

用自拍找自我

　　以照片中的兩位女性為例，我們可以想像她們的腦內小劇場是這樣的：

　　A女（對自己說）：「我的天哪！我在羅浮宮了！」

　　A女的腦子對她竊竊私語說：「嘿！不要只站在那，拍張照嘛！不對，等等！跟你最好的朋友拍張照。停！我知道了！拍照然後上傳臉書！」44

　　A女：「好主意！」

　　「丹妮爾」（假設她就叫這個名字）拍了照，將手機放著，然後進到博物館欣賞各種展覽品。不到十分鐘，她開始有了想查看手機的衝動，當她朋友將目光移開時，她鬼鬼祟祟地偷瞄了一眼手機，想看看是不是有任何人對她的照片按「讚」。或許她感到有些

愧疚，所以趁她的朋友們發現前，很快將手機收好；過沒幾分鐘，衝動又來了，接著又不斷地重覆。結果，她花了整個下午的時間在羅浮宮內閒逛，看了什麼？不是世界名畫，而是她的臉書動態牆。她不斷關注著有多少的讚跟留言，這一幕似乎聽起來很瘋狂，但這每天都在發生。我們現在或許明白這是為什麼。

刺激、行為、獎勵。既然這些是貫串全書的根基，我會頻繁重申這三個基本要素是如何必要地發展出學習性行為。這三者共同塑造了整個動物王國的行為準則，不管從最原始的神經系統，還是受苦於成癮的人類（不管是快克古柯鹼上癮或是臉書成癮），甚至是社會運動都包含在內[2]。我們可以想成獎勵導向學習在光譜圖上，會呈現出從良性到惡性等各個層面。在小時候，當我們學習綁鞋帶等最簡單的生活習慣時，便會因此得到獎勵，比如獲得父母的讚賞，或者是從辦不到的挫折中解脫；而在光譜的另一端，我們會沉迷手機，有人甚至一邊開車也非得要一邊傳簡訊（這跟酒駕一樣危險！），這來自於習慣不斷深化的結果；光譜的中間包含了各式各樣可能性，從做白日夢、反芻思考到過度疲累都有可能。我們各自擁有壓力按鈕會被按下，這取決於過去我們如何根據獎勵從事學習的過程去面對（或者不面對）生活中的狀況。獎勵導向學習良性與惡性的等級看來是以其中的壓力因子影響我們以及周遭生活的程度，決定了它們落在學習光譜的哪區。最遠的那端是成癮——縱使有不良影響仍持續使用；綁鞋帶是個好習慣，但開車時傳簡訊就不是了。重要的是我們必須記得，清楚明確的獎勵會造成天差地別的影響，包括了我們會培養出哪些行為、我們學習的速度有多快，以及藉此形成的習慣有多根深柢固。

根據史金納的理論，行為是依據以下方式所建立的：「深化可以分為兩種，一種是在情境中呈現刺激物或添加某些好處，如食物、水或性接觸，這稱為**正增強物**（positive reinforcer）；另一種則是從情境中移除掉某些壞處，如嘈雜的聲音、強光、極度的寒冷或炎熱，或是電擊，這稱為**負增強物**（negative reinforcer）」。這兩種增強物所造成的效果是一樣的——都有可能會使反應增加」[3] 簡單來說，就跟其他生物一樣，我們學著參與會導致正向結果的活動，而逃避可能導致負向結果的活動。當行為與獎勵被更清楚連結起來時，就更容易深化這項行為。

丹妮爾，我們的羅浮宮小姐，並沒有發現自己落入演化史上最古老的把戲之中。每當她出現想上傳照片到臉書上的衝動（刺激）、上傳（行為），得到無數的讚（獎勵），這個過程就會持續下去。不管是意識上或是潛意識上，她都深化了這項行為。丹妮爾並沒有沉浸在羅浮宮豐富的歷史中，而是像個癮君子被絆住了，等著有更多人按讚。像這樣走火入魔的舉動有多普遍？這會不會造就一種更加自我中心的文化？

46

YouTube 就是 MeTube

播客節目[4]《美國人生》（*This American Life*）其中一集「近況更新」（Status Update），邀請三位九年級生討論有關他們使用IG（Instagram）的內容。IG 是個簡單的工具，可以讓人上傳、評論，以及分享照片，簡單但卻極具價值：二〇一二年，IG 被臉書以將近**十億**美金買下。

這集節目從這群青少年混在一起開始，等待訪問之前，他們在做什麼？拍照並上傳到 IG ！故事繼續下去，描述他們一天花了多少時間上傳照片、評論照片，或是對追蹤好友的照片按讚。其中一位女孩說道：「每個人無時無刻都在 IG 上」，另一位女孩搭腔：「這背後一定有個詭異的心理學……好像就是那樣，就像一種說不出的規則，但所有人都知道而且也照著做。」

　　接下來的訪談中，他們用「不經思考」來描述這些行為，主持人艾拉・葛瑞絲（Ira Glass）問了個有趣的問題：「如果這行為是不經思考的，那它還行得通嗎？妳感覺很開心嗎？」縱使有個女孩承認「我讚了塗鴉牆上的所有東西」（意思是不管什麼照片，她全都按下讚），但這群青少年都同意，得到許多讚會讓他們感覺很棒，其中一個女孩作總結說：「那就像是人的天性。」

　　雖然她們描述這樣的行為是機械式不經思考的，但還是跟獎勵系統有關。老鼠為了食物踩下了踏板，而這三人則是為了讚按下了按鈕。或許這個獎勵不單單只是拍照，而是跟照片中的**主角**——我們本身——有關。這個主角真的可以提供足夠的獎勵，讓我們自拍千遍也不厭倦嗎？

　　神經科學可以讓我們一窺這些少女們所提及的人類天性。哈佛大學的黛安娜・塔米爾（Diana Tamir）以及傑森・米切爾（Jason Mitchell）進行一個簡單的研究：他們對民眾進行功能性核磁共振掃描（functional magnetic resonance imaging, fMRI），然後讓他們選擇要談論有關自己的意見跟態度、評斷他人的態度，或者是回答一道腦筋急轉彎題目[5]，實驗中的參與者重複進行這項實驗將近兩百次，與此同時，他們腦內的活動狀態也被記錄下來。重點是，受試

者做每一個選擇都能獲得一筆金錢。舉例來說，在某一次試驗，他們可能要從回答一個有關自己的問題或是有關他人的問題之中選擇，如果選擇前者可以得到 X 元，選擇後者可以得到 Y 元，金額的高低以及較高金額的題目類型都會變動。根據實驗結束時會統計出總額，科學家便可判斷民眾是否為了談論自己願意放棄金錢。

結果真的是這樣，平均來說，參與者平均損失 17% 的收益，只為了思考與談論有關自己的事情！先停下來想想，為什麼會有人願意放棄金錢這麼做？就像是那些因為物質濫用而放棄了家庭與工作的人，參與者進行試驗時啟動了大腦中所謂依核（nucleus accumbens）的部位。有沒有可能，當我們談論自己時，跟在抽快克古柯鹼或是濫用藥物時，所啟動的腦區是同一個？其實依核是腦區中與成癮症狀有最高度相關的區域，所以自我跟獎勵似乎有些關聯。談論自己是一種獎勵，自我陶醉地說個不停，就跟對藥物上癮極度類似。

一次後續研究探討得更深入[6]，柏林自由大學（Freie Universität Berlin）的達梅西（Dar Meshi）團隊測量紀錄了自願受試者在接受關於自己不同程度的正面反應（同時控制組則是對陌生人的）時所產生的腦部活動。就跟在哈佛大學做的研究一樣，他們發現當接受與自己有關的反應時，受試者的依核會更為活化。研究員也讓受試者填寫一份問卷，為他們的「臉書強度」打分數，內容包含臉書的好友數與每天花在臉書上時間長短（最高分的是超過三小時的選項）。當他們將依核的反應與臉書強度做對照，發現依核活化的程度和臉書強度有高度的正相關性。換句話說，一個人依核愈活躍，花在臉書上的時間就可能愈多。

加州大學洛杉磯分校（UCLA）的勞倫・謝爾曼（Lauren Sherman）團隊在接接下來的研究中有了更傑出的成果。他們透過觀察當青少年觀看模擬的 IG 動態牆（其中包括一系列他們自己所提供的照片，以及他們同儕的照片〔由研究團隊提供〕）測量青少年的大腦活動。為了盡可能模擬真實的 IG，照片動態牆會展示出參與者的照片有多少人按讚。研究者隨機將照片分成兩組，然後指派固定的讚數：一個較多，一個較少。許多同儕的迴響都是來自網路，所以可以很清楚地被**量化**（例如有人按讚或沒人按讚），研究員便運用這樣的實驗性操作來檢視這類同儕互動對於大腦活動的影響。這樣的運作模式與面對面互動不同，比如朋友間的相聚、非語言的臉部表情、肢體動作還有音調（等其他因素），這整個提供了很大的空間去模稜兩可和做主觀詮釋。像是「為什麼她那樣看我？」還有「她這麼說到底是什麼意思？」等問題經常是青少年焦慮的來源。換句話說，青少年透過社群軟體接收到清楚且可以被量化的同儕反應，對大腦有什麼影響？根據前兩個研究，青少年的大腦顯示：依核以及與自我參照（self-reference）的腦區會明顯表現出更強烈的活化反應（後續章節將更詳細解釋）[7]。

從這些研究中，我們得到一段確切的訊息，藉由談論自己以及（清楚地）得到與關於的自己反應，在生物學上似乎就能視為一種獎勵，類似於啟動成癮過程的獎勵。畢竟，Youtube 的名稱來自於 You（你）和 Tube（美語中「電視」的俗稱）的組合，不是沒有道理。

為什麼大腦被設計成當我們得到反應時——甚至只是思考關於自己的事情，就視為一種獎勵呢？在《美國人生》登場的青年朋友

或許可以提供一些線索：

> 茉莉亞（青少女）：感覺就像……我是個品牌。
>
> 艾拉（青少女）：你試著在推銷你自己。
>
> 茉莉亞：這個品牌，我是這品牌的總監……
>
> 艾拉‧葛瑞絲（主持人）：同時你也是產品。
>
> 珍（青少女）：你一定要試著推銷自己。
>
> 茉莉亞：為了和他人有所連結……。

接著他們開始深入討論有關與他人連結的話題，他們開玩笑說他們在中學時期與他人的交流有多密切，因為他們的社交圈很緊密，那時候的社交團體與朋友都互相認識且穩定，參與社交活動的遊戲規則都很明確，沒有什麼模糊的地帶──至少在青少年的心智中沒有。但高中開始三個月，他們的朋友圈以及社交團體還不明確，有待努力爭取。就像葛瑞絲所描述：很多事情都岌岌可危。

這段關於與他人連結的討論，似乎意指的是存在性的問題：「我重要嗎？」從演化的觀點來看，這個問題連結到一項存活關鍵：「我重要嗎」是否等同於增加存活的可能性？以這個觀點來看，想活命就得社交──提高自己社會地位、避免被拋下不管，或者至少知道自己相對其他人站在哪個位置。當我中學時期，我感覺尋求同儕認同像是個攸關生死的生存技巧，不知道自己是否被特定團體接受的不確定感，比起只是被他們認識更要來得讓人煩惱，無關乎這個團體到底有多受歡迎。得到明確的回應，我們才能遠離這個讓人失眠的困擾。與臉書跟 IG 的例子一樣，社會生存可以透過

50

獎勵導向學習的簡單**規則**來實現，而演化上預設了這套機制幫我們記得食物在哪裡。每次我們從同儕那裡獲得讚許，都會感到興奮，所以就會不斷重複類似的行為以獲得更多的讚。為了活著，我們必須進食；對大腦而言，我們的社交美食嚐起來就跟真的食物一模一樣，進而啟動了同樣的路徑。

臉書成癮症狀

我們把焦點回到在羅浮宮的丹妮爾恩身上，在不斷的觸碰螢幕之後，她發展出上傳照片到臉書或 IG 的習慣，就像《美國人生》裡面的青少女一樣，她學會按讚感覺心情愉快，她正依循著史金納所說的正增強法則。那如果她感覺心情不愉快時又會怎樣？

B 女（工作結束開車回家，回想著今天自己的表現）：哇！今天糟透了。

B 女的想法（試著讓自己開心起來）：今天感受不好真令人難過，嘿，上次在臉書上 PO 文感覺還不錯對吧？那為什麼不試看看，心情會變好噢！

B 女：好主意！（瀏覽臉書動態牆）

問題出在哪？這跟史金納所描述的學習過程一樣，只是刺激物不同而已。她進入了負增強的那一側，除了 PO 文感到心情愉快以外，她也學會如何用同樣的方式讓不愉悅的感受（譬如悲傷）離開——至少暫時離開。她愈常這樣做，這種行為就會愈被深化，直

到變成自動化的、習慣性的，甚至是，沒錯，有成癮性的。

　　雖然這樣的場景聽起來太過簡化，但許多科技與社會的進步，卻成為網路以及科技濫用以及成癮的溫床。首先，社群媒體的普及，如 Youtube、Facebook 以及 Instagram 大大降低了即時分享事件發生的門檻，可以說是無處不能、無所不在。拍照、按下上傳、收工搞定。Instagram 這名稱源自於英文中 Instant（即時）和 Telegram（電報）這兩個字的組合，它說明了一切；第二，社群媒體提供了最佳的八卦廣場，而這本身就是一種獎勵；第三，基於網路的社交互動通常是非同步性的（不是同時間發生），這讓我們可以進行選擇性以及策略性的互動。為了獲得更多的讚數，我們可以演練、重寫，或是拍多種照片，篩選完再 PO 上去。《美國人生》節目中就提供了很好的例子：

　　艾拉・葛瑞絲（主持人）：當某位女孩上傳了一張不討喜的自拍，或者只是一張不太酷的自拍，其他女孩可能會截圖存檔然後私底下討論。這時常發生，所以即使他們已經是自拍的老手，從小學六年級就開始上傳照片，但上傳一張照片還是很令人緊張，每次都要小心謹慎。

　　艾拉（青少女）：上傳之前我們都會問過朋友，例如傳到群組討論，或者傳給朋友，問說這張照片可以 PO 上去嗎？我看起來漂亮嗎？

　　葛瑞絲：聽起來妳會先問過四到五個朋友。

　　她們在描述什麼？品質控管！她們在確保產品的品質（他們的

形象）離開生產線前符合工廠標準。如果目標是獲得讚（正增強）以及避免人們私底下討論他們（負增強），將照片釋出到公眾場合前，他們得先行測試。再加上不知道什麼時候或誰會不會在照片下留言的不確定感，就行為心理學而言，這個「他們會還是不會」的不可預測性，正是間歇性增強的特色——行為出現的時候偶爾才給予獎勵；或許這也不令人訝異，這種增強形式在賭城拉斯維加斯（Las Vegas）被用在拉霸機上，它的程式看似隨機，但勝率卻足以讓你欲罷不能。將所有的材料全下鍋翻炒後，臉書成為一道美味佳餚，或者至少是我們的菜。換個方式來說，間歇性增強像是一種**膠**，讓一切變得更黏稠，或是更容易上癮。到底有多黏稠？愈來愈多的研究可以提供一些有趣的看法。

在一個名為「臉書著迷」的研究中，羅斯林‧李-萬（Roselyn Lee-Won）與其同事主張，自我呈現——形塑並維持自己在人前的正面形象——的需求是「了解網路媒體使用問題的核心」[8]。研究人員發現，對於社交自信的需求與過量且無法控制的臉書使用情況相關，特別是對於那些自知社交技巧匱乏的人。當我們感到緊張、無聊或孤單，我們會更新動態，召喚不同臉書好友，然後他們會按讚或是留言。這樣的反應確保我們感覺與其他人有所連結、受到關注。換句話說，我們學會上網或是在社群媒體上傳東西，是為了得到獎勵，證明自己與他人聯繫著、自己是重要的。每次我們有自信了、受到鼓勵了、孤單感消散了，和他人有所連結讓我們得以取暖，所以我們樂此不疲。

所以當人們對臉書著迷取暖之後會發生什麼事？二〇一二年札克‧李（Zach Lee）的團隊提出這個疑問[9]。他們想了解，為了

渴求的心靈：從香菸、手機到愛情，如何打破難以自拔的壞習慣？

安撫情緒而使用臉書，是否就是臉書使用會難以自制的原因（也就是所謂臉書成癮症狀）；換句話說，就像古柯鹼成癮者追求嗨的感覺，反覆確認臉書動態牆的人們，是不是在追求某種快感？我的病人吸食大量古柯鹼的當下並不感到愉快，更不用說事後感覺有多慘。同樣的，李的研究團隊發現，偏好網路上的社交活動與情緒管理不佳以及自我價值感下降以及社會疏離感上升等**負面**表現有關。讓我再強調一遍：網路上的社交活動反而會增加社會疏離感。人們癡迷地上臉書取暖，卻反而感到更糟，為什麼？就像我們學會在悲傷時吃巧克力一樣，習慣性上社群媒體並沒有解決最初讓我們難過的核心問題。我們只是單純地從巧克力或者是臉書聯想到自我感覺良好而已。

更糟糕的是，上傳自己最近最好看的照片，或是留下簡短的留言，對某人可能是種獎勵，但對他人可能是種傷害。一篇名叫「看見其他人的精彩片段：臉書使用與憂鬱症狀的關聯」的研究，麥莉·史蒂爾斯（Mai-Ly Steers）與其同事發現證據，顯示臉書使用者比起其他人更憂鬱[10]。縱使臉書的非同步性可以讓我們選擇上傳自己最光鮮亮麗的那面，但當我們看到**別人**多采多姿的生活，目睹了他們不假修飾的「真實」照片或他們的奢華假期之後，卻反而對自己現在的生活不甚滿意。當我們被老闆責備過後，視線從電腦螢幕移開看往四周，盯著連個窗子也沒有的辦公隔間，不爽更是會從心裡爆發出來。我們想著：「我想要**他們的**生活！」就像汽車卡在雪地中卻拚死命的踩油門一樣（只會更動彈不得而已），我們在自己的習慣迴圈中不停打轉，重複著之前曾讓我們獲得獎勵的相同行為，卻沒有發覺這樣做只會更糟而已。這不是我們的錯，而是大腦

54

本身就是這樣運作的。

錯誤的幸福

本章節所描述的這種習慣養成的現象,對所有人來說都很熟悉,我們或多或少總會染上一件,不管是古柯鹼、香菸、巧克力、電子郵件、臉書,或是其他各式各樣已經陪伴我們好幾年的怪癖。

現在我們對於習慣是**如何**形成、以及這些自動化**為什麼**會持續不斷,有了更深入的概念:透過正增強以及負增強;我們可以開始檢視生活,並了解我們如何被習慣迴圈所驅使。為了獲得獎勵,我們究竟踩了哪些踏板呢?

如同一個關於成癮的舊笑話(或可以說是格言),要戒癮的第一步是承認我們上癮了。並不是說每一個習慣都是一種癮,這只是意味著我們必須思考,哪個習慣會讓我們感到不舒服而哪些不會。綁鞋帶這個習慣不是壓力導致的,但自己婚禮才進行到一半就有衝動想自拍上傳,可能就得好好想想了。把極端案例擺一邊,我們可以從思考真正的快樂會是什麼感覺,開始反省的第一步。

緬甸禪修大師西亞多‧吳‧班迪達(Sayadaw U Pandita)在他的著作《在這一生中》(*In This Very Life*)提到:「在有關快樂的問題中,人們通常把大腦感受到的興奮誤以為是真正的快樂。」[11]我們在聽到好消息、開始一段新關係,或是坐雲霄飛車時都會感到興奮。不知從何時開始,**我們被制約成將大腦中多巴胺升起時所產生的感覺就等同於快樂**。別忘了,這個機制的原始設計是為了讓我們記得哪裡可以找到食物,而不是為了給予「你現在滿足了」的感

受。要知道，定義快樂是麻煩事，也是非常主觀的事。快樂的科學化定義一直爭議不休、論戰連連。這種情緒似乎無法套用到適者生存的學習脈絡中，但我們可以合理地假設，對於獎勵的期待感並非快樂。

　　有沒有可能我們已經曲解了壓力的來源？我們常常被廣告轟炸說我們並不快樂，但只要買了這台車或那隻錶，或是動個整形手術自拍就可以美美的，我們就會覺得開心。如果我們覺得壓力很大時，剛好看到有關衣服的廣告（刺激），跑到百貨公司買下來（行為），回家之後照著鏡子感到開心一點（獎勵），就是在訓練自己維持這樣的循環。這個獎勵實際上是什麼感覺？這種感覺可以持續多久？這有解決掉不舒服的原因，讓我們快樂一些嗎？我的古柯鹼成癮患者們描述自己變嗨的時候，所用的詞是「緊繃的」、「不安的」、「躁動的」，甚至「偏執的」，這些聽起來好像都不是很快樂的詞（而且他們看起來也不是很快樂）。實際上，我們可能在無意識中踩下了多巴胺的踏板，以為這是最佳解決方案。我們的壓力羅盤可能已經失準，或者我們根本不知道該如何判讀。我們可能弄錯方向，往促進多巴胺分泌的獎勵前進，而非遠離。也許我們找愛找錯地方了。

　　不管我們是青少年、戰後嬰兒潮，或是在中間的哪個世代，大部分的人都會使用臉書或其他社群軟體。科技重新定義了二十一世紀的經濟，縱使這麼多的創新產物都有其益處，但對未來的不確定性以及波動性，都可能導致成癮或其他形式的有害行為。例如臉書藉由精密追蹤我們曾點選什麼，知道如何投我們所好，進一步利用這些資訊讓我們愈陷愈深、難以自拔。當我們難過時，使用臉書或

56

其他社群軟體，會讓我們開心點還是更悶？這不正是時候，讓我們專注於強化學習所帶來的不安和獎勵使我們身心是怎樣的感覺嗎？如果我們停止踩壓踏板夠久，能夠退一步思考真正的獎勵是什麼，就可以明白什麼行為會帶來壓力，並（再次）發覺是什麼真正讓我們開心，我們就能學會該怎麼閱讀屬於自己的羅盤。

註釋

1 原註：本章納西姆・尼可拉斯・塔雷伯所說的格言，引用自奧利維爾・哥詩瓦（Olivier Goetgeluck）的部落格文章，資料出處連結：https://oliviergoetgeluck.wordpress.com/the-bed-of-procrustes-nassim-nicholas-taleb/

2 原註：C. Duhigg, *The Power of Habit: Why We Do What We Do in Life and Business* (New York: Random House, 2012); R. Hawkins et al., "A Cellular Mechanism of Classical Conditioning in Aplysia: Activity-Dependent Amplification of Presynaptic Facilitation." Science 219, no. 4583 (1983): 400–405.

3 原註：B. F. Skinner, *Science and Human Behavior* (New York: Free Press, 1953), 73.

4 譯註：播客節目原文為 podcast，是一種數位媒體，指一系列的音頻、視頻、電子電台或文字檔以列表形式經網際網路發布，然後聽眾經由電子設備訂閱該列表以下載或流當中的電子文件，從而接收內容。

5 原註：D. I. Tamir and J. P. Mitchell, "Disclosing Information about the Self Is Intrinsically Rewarding." *Proceedings of the National Academy of Sciences* 109, no. 21 (2012): 8038–43.

6 原註：D. Meshi, C. Morawetz, and H. R. Heekeren, "Nucleus Accumbens Response to Gains in Reputation for the Self Relative to Gains for Others Predicts Social Media Use," *Frontiers in Human Neuroscience* 7 (2013).

7 原註：L. E. Sherman et al., "The Power of the Like in Adolescence: Effects of Peer Influence on Neural and Behavioral Responses to Social Media," *Psychological Science* 27, no. 7 (2016): 1027–35.

8 原註：R. J. Lee-Won, L. Herzog, and S. G. Park, "Hooked on Facebook: The Role of Social Anxiety and Need for Social Assurance in Problematic Use of Facebook," *Cyberpsychology, Behavior, and Social Networking* 18, no. 10 (2015): 567–74.

9 原註：Z. W. Lee, C. M. Cheung, and D. R. Thadani, "An Investigation into the Problematic Use of Facebook," paper presented at the 45th Hawaii International Conference on System Science, 2012.

10 原註：M. L. N. Steers, R. E. Wickham, and L. K. Acitelli, "Seeing Everyone Else's Highlight Reels: How Facebook Usage Is Linked to Depressive Symptoms," *Journal of Social and Clinical Psychology* 33, no. 8 (2014): 701–31.

11 原註：U Pandita, *In This Very Life: The Liberation Teachings of the Buddha* (Somerville, Mass.: Wisdom Publications, 1992), 162.

自我上癮

自我（Ego）[1]，是一個人自以為自己的
模樣，但其實只是一種習慣模式。

——英國裔哲學家

艾倫·沃茲

（Alan Watts）[2]

告解一下：在念醫學博士的短短幾個夏天中，我偶爾會從實驗室溜出去幾個小時，不是為了工作，而是去看場環法自行車賽的現場直播，為什麼？因為我非常著迷於蘭斯‧阿姆斯壯（Lance Armstrong）。環法自行車賽如果不是第一、也是前幾名最累人的耐力持久賽了，自行車車手需在七月時於三週內騎乘約三五〇〇公里，以最短的時間完成賽事的人可以帶回冠軍獎杯。車手為了獲勝必須克服種種難關：耐力賽、登山賽，以及個人計時賽，這些都需要最堅強的心智才能達到。在精疲力盡的身體催促你放棄的情況下，車手們每天照樣克服萬難回到自行車上出賽，這真是太了不起了。

蘭斯勢不可擋，從轉移性睪丸癌康復之後，他贏得了一九九九年巡迴賽，而且接著更連戰皆捷——連續七次贏得該賽事冠軍（歷史最高紀錄是五次）；我還記得很清楚，二〇〇三年的時候，我坐在宿舍交誼廳中（因為那裡才有大螢幕電視）為他某場登山賽事加油打氣的景象。那時他身處領先群當中，一位車手在一個陡峭長下坡超越他時突然翻車了！為了避免碰撞，他直覺地駛離道路進到原野中，仍持續以全速通過顛簸的碎石地帶，然後再回到原路上，並回到領先群當中。我知道他技巧不凡，但這舉動根本不可置信，而且當下英國播報員也說了：「我這輩子從沒看過這招！」那一整天我都好像被電到一樣，縱使多年過後，腦海中再回放這個畫面時，我仍會興奮地起雞皮疙瘩。

我開始對蘭斯著迷，他在每次賽後記者會上說法語，他成立基金會幫助癌症病患等等，他的英勇事蹟數之不盡，他從不犯錯。他的人生歷程是多麼地振奮人心，這也是我為什麼無法待在實驗室

渴求的心靈：從香菸、手機到愛情，如何打破難以自拔的壞習慣？

裡乖乖做研究，等著看他的比賽精華片段。我得要第一時間看見他在下場賽事中（甚至是下一年度）有哪些豐功偉業。所以當他的禁藥風波浮上檯面時，我激烈地對每個人為他辯護──也包含對我自己。

　　這個故事正是解釋主觀偏見的最佳範例──這次我以自己為例。我建立出一種主觀偏見，覺得蘭斯無庸置疑是個史上最優秀的自行車車手，而這個偏見讓我在這段故事中身陷泥淖，我不肯放棄蘭斯不可能用禁藥的念頭，因為這可能會讓我痛苦不堪；記得，成癮可以廣泛性意指縱使有不好的後果仍持續重複的行為。我對蘭斯上癮了嗎？為什麼我無法正視攤在陽光下的成堆事證？結論是這兩個問題其實相互牽連，而且了解其中關聯，可能可以幫助我們弄懂於習慣、甚至是成癮是如何形成並持續的。

59

關於自我的兩個故事

第一個自我：模擬

　　我第一次遇到普桑達・波（Prasanta Pal）是在耶魯大學的神經影像分析電腦中心，他是一個作風嚴謹、話語輕柔、而且有著溫和笑容的紳士，也才剛拿到內科醫學博士學位。我們碰面的時候，他正使用著功能性核磁共振儀器量測心室中血流的擾動性。他看過我關於靜坐中大腦活動的研究，聊了一小段時間後，他告訴我，他生長於印度，而那裡將靜坐視為文化的一部分[3]，所以對於靜坐開始被審慎地研究，普桑達感到非常興奮，而且對於加入我的實驗室非

常有興趣，並希望能夠將他的實務技術應用於其中。

這真是一拍即合，普桑達的專業領域是模擬數據以優化真實世界的系統，在我的實驗室裡，他設置了許多蒙地卡羅模擬系統（Monte Carlo simulations），這是一個運用隨機取樣方法，以預測充滿許多亂數的系統中可能出現的（機率性）結果。蒙地卡羅模擬系統可以根據現有的資訊，顯示出可能發生的各種狀況，然後預測出在現實世界中哪一種最有可能發生。我的大腦已經進行了蒙地卡羅模擬，讓蘭斯一直高高在上。為什麼我會卡在這個關頭上呢？

讓我們思考這個可能性：我們**無時無刻**都在大腦中進行類似普桑達的模擬；當我們在高速公路上開車就要接近交流道，卻開在錯誤的車道上，我們的心智就會開始模擬，查看跟其他車輛的距離、它們的相對速度、我們的速度、離出口還有多遠，然後開始計算我們需不需要加速超越旁邊的車，還是要減速插到後面。另一個例子：我們收到了派對邀請函，打開之後，我們會快速瞄過是誰舉辦、什麼時候舉辦，然後開始**想像自己在派對**當中有誰會去、食物好不好吃、如果拒絕會不會傷了主辦人的心、還有沒有其他事情要做（例如更大更好的邀約）。我們甚至可能會跟伴侶或同伴進行口頭模擬，討論到底要去還是要待在家看 Netflix 影集。

這些模擬行為在日常生活中隨處可見，比起突然插入車流而導致車禍，還不如在腦海中預演幾個選項比較好。而且先預想好派對可能發生的情境，總比走進派對現場撞見某人，然後我們滿腦子只想著「噢！完蛋了」，要來得好多了。

在實驗室裡，普桑達妥善設定好腦波（EEG）感測導極，讓我們能夠在神經回饋的研究中收集到特定腦區的反應。他必須設法將

收集腦部數據用的原本一百二十八個腦波電極減少到三十二個，所以他隨機從受試者頭皮上某處拿掉一個電極來進行模擬。想像一下，如果以人工方式進行模擬，那會是多浩大的工程。蒙地卡羅模擬器有助於有效率地解決複雜問題。

雖然沒有人確切知道細節，但人類自農業社會開始以來，在腦內模擬的能力便隨著對未來計畫的需要不斷發達（例如，在預估產季的一大段時間前，安排好播種時程）；馬克‧利里（Mark Leary）所著《自我的詛咒》（*The Curse of the Self*）中提到，大約五萬年前，建築與代表性藝術剛崛起之時，造船技術也在同時期開始發展。利里指出，與根據產季去推估播種的時間一樣，造船也是一種「需要預想類似情境的功夫──預想自己之後可能會用到船。」[4] 腦中模擬的能力會與時俱進。

石器時代的祖先或許也需要計畫，但他們的計畫僅著眼於季節性的收割，而這是很短期的計畫。快速推進到現代，我們居住在一個久坐的時代，意思是我們不再為了食物而打獵，或是依靠每一次的收割過活。我們現在著眼於較長期的計畫，收穫收割全擺一邊去，我們計畫著大學畢業、事業、還有退休，甚至是殖民火星。而且我們擁有更多時間坐下來思考有關自己的事情，彷彿在模擬人生的下一章。

許多因素都影響著我們腦內模擬的效能，包含時間範圍以及我們對於模擬資料的詮釋。模擬過於久遠的事情會降低準確率，因為未知的變數實在太多。例如，試著在小學六年級時預測自己會上哪一所大學，與到了高中後半段時知道了自己高中學期成績、學術水準測驗考試分數（SAT score）、想要申請哪所學校，還有其他相關

資訊後，比較起來是困難非常多的。小六的時候，我甚至連想要去**哪種**大學都還不知道呢！

　　或許更重要的是，我們獲得的資訊品質以及**詮釋的方式**都可能讓腦內模擬的結果失準。主觀偏見此時登場了，我們透過自身的有色眼鏡觀看這世界，我們看見的或許是我們**想要**它呈現的方式，而非它真實的樣貌。如果說我們是高中新生，被普林斯頓大學招生人員的演講所打動，我們可能會花上整天來想像自己是該所學校的新鮮人，參與校園內著名的哥德式拱門下的無伴奏演唱會，參加他們的團員試演會。如果我的學術水準測驗考試拿一二〇〇分，而普林斯頓的平均入學分數是一四五〇分的話，那麼我們自己、我們的朋友或是家人覺得我們有多厲害都不再重要，除非我們是奧運選手，或是父母捐贈了一棟（或兩棟）大樓，不然我們能夠錄取普林斯頓的機率非常的低，無論我們在腦中模擬了幾次都一樣。我們的主觀偏見並不會讓這世界投我們所好──如果我們以為這世界會事事順我們的意就任性妄為的話，可能會導致我們走錯路。

　　有這個概念之後，讓我們回到我對蘭斯的觀點上。為什麼我深陷在他不可能用禁藥的迷思當中，左思右想就是難以自拔？我是不是被主觀偏見給蒙蔽，導致我的模擬失準，看來看去只看到美好的一面呢？我是不是對自己的世界觀上癮了呢？

　　我們來檢視一些資訊：

　　1. **蘭斯奇蹟似地從癌症回歸，並且成為所有賽事之王。**我的詮釋是，他是個「美國夢」的完美例子。如果你埋頭苦幹，便可以成就任何事情。這說法特別引我注目；我成長於印第安納州（Indiana），高中時被我的升學輔導員說我永遠不可能上普林斯頓

等等。

2. 他因為有點混蛋而聞名。我的詮釋是：他很有競爭性，當然會有人對於他的成就感到嫉妒而中傷他。

3. 他使用可以提升運動表現的禁藥。我的詮釋是：整個系統都想盡辦法要抓到他的把柄，但追逐多年還是沒有辦法證明這件事情。

所以當蘭斯被歐普拉（Oprah Winfrey）訪問時坦承，他曾經使用過禁藥（而且甚至精心計畫避免被抓，而這已經維持**好幾年**了），我的大腦瞬間陷入混亂。我都用一種特定的方式來看待他，我帶著「他很了不起」這個完全偏差的眼鏡來看待他。縱使這些資訊來得又明顯又清楚，我還是無法將它們以正確的方式詮釋，因為我不想面對真相，所以我不斷的模擬然後得出一個結論以符合我的世界觀，而他對歐普拉的認罪徹底粉碎了我的主觀偏見眼鏡——我的蘭斯癮結束了。當我看清到底發生什麼事情之後，夢醒得也很迅速，我對他的事情再也無法感到興奮，甚至是回想到他過去的豐功偉業也是一樣；我的大腦提醒了我，他在那些像超人一樣的瞬間，只不過是因為用了禁藥。就像我的病人認清他們從抽煙獲得什麼一樣，蘭斯對我失去了魅力，而我也更能明智地理解這過程當中，我的大腦是如何運作的。

我們的心智常會預先模擬，好協助我們達到最佳的結果，但這些模擬卻會輕易地被主觀偏見影響而有所偏差，將這個世界看成我們想要它成為的樣子，而非它真實的樣子。而愈多錯誤的觀點就更容易禁錮我們的心智，就像化學性成癮一樣，讓我們愈來愈難看到真正的原因，遑論改變自身的行為。以我自己為例，得知蘭斯・阿

63

姆斯壯的真相是一堂震撼人心的教訓，我無法暫停下來檢視我的壓力羅盤，無法看清資訊並聆聽身體與心理的聲音（壓力、無止盡的模擬）來確定是不是遺漏了什麼，而只是被我的偏見牽著鼻子走。

第二個自我：電影中的（超級）巨星：我！

就像第二章所提到的，在腦海中有個既定的形象本身就是一種獎勵，或許某種程度我們變得對自我形象上癮。我們的思考缺乏了彈性，我們可能不再能接受新資訊或適應環境變動，我們變成了自己電影中的巨星、宇宙的中心。這種自以為是長期下來會導致不良影響。蘭斯事件爆發後，我低聲下氣地到處認錯，但這只是這牽連甚廣的事件中，相對微小的部分而已，其他人更是影響甚鉅（包括一般職業自行車手的聲譽）；如果身為獨立個體或是身在大團體中的我們對於大權在握、舉足輕重的人物（例如政治人物）產生特定的觀點呢？歷史上，許多充滿個人魅力的世界級領袖在崛起中都曾出現這個過程，比如希特勒就是。現今的政治人物都可能成為我們個人的蘭斯・阿姆斯壯——我們被偉大的美國成功傳奇蒙蔽了現實。

把自己擺在宇宙中心的過程，是怎麼形成的呢？

我們可以從艾倫・沃茲對自我（ego）的描述中略知一二，他是一位英裔美國哲學家，專精於東方哲學，曾說道：「自我，是一個人相信自以為自己的模樣。」[5] 沃茲指的正是主觀偏見的建立並被深化的過程。我們學會一再地用特定觀點來檢視自己，直到這樣的形象成為一種刻板觀點、一種信念。這種信念並不是神奇地憑空出現，而是經由一再重複而建立起來，而且隨著時間深化。我們可

64

能在二十歲左右開始形成我們會是什麼樣的大人，或是想成為什麼樣的大人等這類的想法，然後圍繞在我們身邊的人事物，都可能會支撐著我們看待自己的觀點。這種觀點在接下來的數十年間會逐漸被深化，工作和家庭生活都因此表現得日益出色，直到我們四十好幾，擁有高層次的工作、伴侶、財富、家庭等等。

我打個比方來解釋這樣的信念是怎麼建立起來的：如果要購買一件新毛衣或是冬天大衣，我們可能會帶個朋友請他提供一些建議，我們一起去了精品店或百貨公司試穿一些衣服，那我們怎麼知道要買哪件？我們照著鏡子比較哪件合身且好看，然後問朋友有什麼意見；我們可能會覺得某件毛衣很亮眼，但不確定質料好不好或是價錢會不會太高，我們躊躇不決了十五分鐘，還是無法下決定。我們望向朋友求援，然後她說「沒錯！就是它了！你一定要買這一件！」就是這個正面回應，讓我們決定走向收銀台。

我們是如何看待**自己**，也是透過獎勵導向學習鏡片所形塑而成的嗎？舉例來說，六年級時我們在某項考試拿到 A，當下可能沒多想什麼，一回到家跟爸媽說了之後，他們驚呼：「做得好！看看你有多聰明！」父母的稱讚也是一種獎勵，而這令人感覺良好。之後我們考試又拿了高分，根據從上次的經驗中得到了暗示，我們再次將成績單交給爸媽，期待著更多的鼓勵，從而接受。這樣的深化成為一種動機，我們可能會在接下來的學期裡更加用功，在成績單上拿下更多高分。隨著時間過去，我們的成績、朋友以及父母不斷說我們是聰明的，我們可能開始會相信這件事。畢竟，這件事千真萬確，沒人可以否認。

購物也是一樣的概念，我們穿著毛衣在三面鏡前端詳許久，也

65

經過了瞎拼夥伴拍胸脯掛保證，毫無疑問穿起來絕對會很漂亮，那幹嘛還不穿？當我們一再穿上同樣的毛衣時，大腦開始進行模擬並預測結果：我們會很時尚、我們會有智慧、我們會被讚美。

隨著時間過去，同樣的結果一再出現，我們開始習慣，變得對這樣的深化習以為常。

一九九〇年代的一連串實驗中，沃爾弗拉姆·舒爾茨（Wolfram Schultz）演示出這類型的增強式學習以及習慣與多巴胺有何關聯。當他們紀錄猴子腦區中的回饋中心，發現當猴子在學習事物中接受果汁作為獎勵時，多巴胺神經元在剛開始的學習過程中會增加激活速率，但隨著時間會逐漸下降，然後轉換成更穩定的狀態，也就是一種促發行為的習慣性模式[6]。換句話說，當我們被稱讚時，多巴胺像氣泡酒一樣，瓶蓋一開就冒出來，讓我們感覺良好，明白我們是很聰明的。當父母講了上百次的「做得好！拿了一堆滿分！」我們可能會翻白眼，因為已經聽慣了。我們相信他們真心說我們很聰明，但這樣的獎勵已經失去了它的甜美。如同沃茲所說，或許「你很聰明」這個觀點，久而久之變成「只是一種習慣模式」。就像是抽菸或是在臉書上 PO 名言金句，營造出一種「我是個聰明的傢伙」的觀點，而這種營造行為便獲得獎勵並深化。我們也可以思考其他的主觀偏見是否隱含著這樣的過程。我們根據看待自己的方式，發展出我們一直以來的人格特質與個性，並構成我們的世界觀——這也就是我們習以為常的自己。

病態人格

我們可以先就人格光譜中的兩端來探討獎勵導向學習是否也與其相關。人格障礙通常被描述為正常人格中適應不良的衍伸，因此有助於我們洞察人類的處境；試想一下，一種特定人格被放大十倍的情況。如果我們將其放大，就能更輕易地了解是怎麼一回事，就像成癮一樣，這些行為被一而再再而三地重複，最後因為導致了負面結果，而在這個「正常的社會」中顯得特別突出。

讓我們假設，正常的自我觀點落在人格光譜的中間區域，如果發展出這種自我觀點，意味著我們的童年或多或少在穩定的軌道上。如果獎勵導向學習的觀點來看，這可能代表父母對待我們的方式具有可預期性：我們成績好就被稱讚，說謊或偷東西就被懲罰；然後在性格養成的年齡階段，我們受到父母無數的關注與愛。我們跌倒受傷時，他們會扶起我們；當學校同學迴避我們時，他們會讓我們明白自己很惹人愛（或者像第二章中的青少女們所提到的「連結」）。慢慢地，我們建立出了一種穩定的自我觀感。

試想著有人落在光譜的其中一端，比如經歷過太多增強自我（ego）的人——這樣的人會呈現出自大或自滿的形象。例如我的前同事，在他住院醫師訓練時期以及投身事業之初都被視為「天之驕子」，每次當我碰到他，話題總是繞著他本人打轉，我必須聽他發表了幾篇論文、贏得多少獎項（在多麼激烈的競爭之下！），以及他的病人有多好的進展，然後我會祝賀他的成就，而這也促使他在下次碰面時一再重複這樣的過程。刺激（看到我）、行為（更新成就）、獎勵（被祝賀），但我該怎麼辦？告訴他這樣實在讓人忍

無可忍嗎？

　　這種極端的光譜落在所謂的自戀型人格障礙症當中（narcissistic personality disorder, NPD）。自戀型人格障礙症的特色就是他們為了獲得他人認可、針對他人的反應過度調整（但只有在他們覺得與自身相關的時候）、過度嘗試成為眾人焦點，以及追求讚賞。自戀型人格的成因尚未有定論，但基因扮演了某些程度的角色[7]。從簡單（或者是簡化了）的獎勵導向學習觀點來看，我們可以想像這是「我很聰明」的失敗範例。或許過度讚美（「人人有獎，但**你**就是跟別人不一樣！」）並缺乏糾正性懲罰的放任管教方式（「我的孩子要走自己的路！」），使得獎勵導向學習過程受到過度模擬與強化，而且被固著在一般社會規範的程度之上。就像遺傳上容易酒精上癮的人一樣，這些孩子現在變得想要，不，是需要被稱讚，但是卻難以被滿足。他需要的不是精神鼓勵，而是持續不斷的正增強：「喜歡我、告訴我我很棒、不要停。」

　　我們移往光譜的另一個極端來看看，如果我們沒有發展出穩定的自我人格，無論是正常的或是過度膨脹的自我，又會變成什麼情況？這種問題可能會演變成邊緣型人格障礙症（borderline personality disorder, BPD），而在最新一期的《精神疾病診斷準則手冊》（*Diagnostic and Statistical Manual of Mental Disorders, DSM*）中描述這群人的症狀為「自我形象發展不健全或不穩定」、「慢性空虛感」、「不穩定且強烈及充滿衝突的人際關係模式，特點是不信任、需求感，以及對於真實或想像的被拋棄充滿焦慮」、「擔心被重要的人所拒絕及／或分離」，以及「自我價值感低下」。

　　在精神科住院醫師訓練過程中，我學到有關邊緣性人格障礙

症（BPD）時，發現這些症狀特色對我來說難以理解，原因是，我無法將這些看似鬆散不相關的症狀整合在一起，（至少在我的腦袋裡）它們缺乏一致性或相關性。當病人踏入門診診間或急診，我會把診斷準則的清單拉出來確認，看看 BPD 能不能套用在患者身上，有時候行但有時候不行。當我試著將這些症狀整合一起之後，我們的藥物治療方式並派不上用場。治療準則所建議的治療方向是將症狀加以緩解：如果憂鬱就治療憂鬱，如果他們表現出些許的精神病症狀（微精神病症），那就開立低劑量抗精神病藥，但這些見招拆招的治療在幫助 BPD 上從來沒有顯著成果。人格障礙是慢性的且治療困難。在醫學院時，我學到一種 BPD 患者的「軟性症狀」（就像是鄉野傳說一樣，這有助診斷，但絕不會被記錄在病歷上），那就是這名病患曾抱著泰迪熊來到醫院。我們要如何治療一個心智沒有成長、沒有發展出穩定自我形象或自我認同的 BPD 患者呢？

69

　　我的指導老師們傳授了臨床智慧給我，同時眼神對我說著「戰士，祝你好運」。就像我正要出征，而他們是沙場老將。他們的建議包含了下列忠告：「確保你能維持每週都在相同時段會談」、「讓你辦公室內的一切都保持一致不變」、「如果他們央求你要有額外的會談時間時，你的態度要有禮貌，但重要的是**不要答應**」、「他們會不斷壓迫你的界線」，他們鄭重提醒我「不要順他們的意！」；真正診療幾位 BPD 患者之後，我才開始明白老師們所說的話。如果我接了一位抓狂病患的電話，就會接到愈來愈多次電話；如果我讓會談時間持續過久，結果就是下次會談就會延長更久。我的 BPD 患者佔據了我過多的時間跟精力，我感覺每次互動

就好像是在躲子彈一樣。這確實是片戰場，是片我勝算渺茫的戰場，我竭盡所能徹底龜縮並堅守防線：沒有更多時間、沒有額外會談、堅守防線！

　　某天，我沉思著一段互動沉思得太久（我想得出神卻不自知），突然靈機一動，我思考著：如果我沒有一段穩定的成長過程會發生什麼事情？我開始試著透過操作型制約的觀點來看邊緣性人格。如果，BPD 患者的童年像台吃角子老虎，而非一個穩定可預期的回饋過程，所以他接受到的是間歇性而非穩定性的增強呢？我做了一些研究，關於 BPD 患者幼年成長時期的某些共通發現中，提到了患者們缺乏母愛以及遭受身體虐待和性虐待等狀況 [8]。我的病人應證了這一點，他們受到許多忽略與虐待；什麼形式的虐待呢？當我鑽研更深，他們描述著父母有時候很慈祥溫暖，但有時候又不是，甚至完全相反。**他們無法預測爸媽回家時究竟會抱他們，還是會痛毆他們一頓。**拼圖的碎片開始拼湊著，就在我站在白板前沉思著最近一次互動中某位患者的舉動時，畫面突然變得完整起來。

　　病人們的症狀以及老師們的建議開始變得合情合理，BPD 患者可能沒有發展出穩定的自我人格，因為對他們而言，與他人的關係中沒有規則可預測；比我對蘭斯的上癮更糟的是（至少他認罪後，我的模擬也收工了），他們的大腦無時無刻模擬量都在超載狀態，他們不斷想弄清楚要如何持續感受被愛，或至少感受活著。就像老鼠踩壓踏板或人們在臉書貼文一樣，他們無意識地期待激發更多的多巴胺分泌。如果我延長會談時間，他們會覺得自己很特別：行為、獎勵。如果我因為他們**看來真的需要**而安排額外會談，他們

70

會覺得自己很特別：行為、獎勵。我天真地從不知道他們哪時候真的**情況緊急**，所以決定隨機應變，也就是說，無論是我的病人或是我自己，都無法預測我會怎麼做。基本上，他們希望有人（在這個例子中，是我）愛他們，為他們的世界提供一份穩定的依靠，一張可預期的路線圖。下意識地，他們試圖觸發我以行動表示這一點，而且只要我的言行有一點軟化，他們就會全力黏上來，我則不知不覺中提供了膠水給他們。

透過這副獎勵導向學習的新眼鏡來看，我更能輕易理解病人的觀點，甚至對他們感同身受。舉例來說，BPD 其中一個（但我之前很困惑的）主要特徵，是對感情極端地理想化同時極端貶抑，聽來很矛盾嗎？某天他們談論著某段新友情或新戀情有多麼美好，過幾個禮拜後，對方可能就被列入黑名單。為了尋求生活的安定，他們會往一段正起步的感情中投入一切，這看來似乎對兩方都有利，因為每個人都喜歡被關注。但一旦對方習慣之後，這樣的積極反而會讓他（就假設對方是男性）厭煩。從 BPD 伴侶得到過多的關注，到了某個程度會讓他清醒過來，開始覺得喘不過氣，進而思考著這種佔有的愛是否健康，並且開始卻步。我的病人發現感情生變後，更會進入超載狀態：噢不，我又快失去一個人，把一切都獻給他吧！但這會迴火反彈而適得其反，甚至導致分手，接著就來要求特別會診，好處理這次的新危機。我的一位病人感覺到被爸爸拋棄而發病，已換過近乎**上百份**工作以及感情，只因她極度想尋求安全感。

現在，我不再**躲子彈**，不再只求與病患安然捱過另一次會談，我可以開始詢問相關問題；我不再只想搞懂神祕莫測的治療準則，

而是設身處地想像病人的狀態：他們時常感到焦躁不安、期待更多的多巴胺分泌，以求得暫時的慰藉。我們可以直接了解問題的核心，而對於不給予 BPD 患者額外的時間，我不再感到衝突與愧疚，因為我很清楚明白，這樣做的傷害多於幫助，而我宣讀過的希波克拉底醫師誓詞（Hippocratic oath）在這點上講得非常清楚：以不傷害為首要原則。於是我將這樣的架構應用在治療上並從中學習，治療 BPD 患者開始變得簡單，我可以幫助他們學著建立起對自己以及世界更穩定的感受，就從一道很簡單的準則開始：每次會談都準時開始也準時結束，不再有間歇性增強，進而形成穩定的學習與習慣。這個技巧聽起來簡單得荒謬，卻有效得令人驚訝。我不再站在前線打擊「敵人」，我的治療技術與病人的療效都改善了。我與病人合作，不只有處理他們的症狀，還幫助他們改善生活。就像是對於正在流血的傷口，我們不再只是單純貼上 OK 繃，而是改對傷口直接加壓來止血。

回到主觀偏見的概念上：這也完全有可能是我在自欺欺人，以為我醫術高超。他們可能試圖取悅我（對我們雙方都是一種獎勵）而對我作正增強——就這個例子來說，病患沒有炒我魷魚去找其他醫師。為了確保我不是只有將膠水換成另一種，我把這樣的想法跟同事討論，也就獎勵導向學習的觀點造成 BPD 為主題進行幾場演講（科學家與醫師都很擅長指出理論與治療上的錯誤），這樣的嘗試對他們而言似乎不算瘋狂。當我與住院醫師以個案學習法（case-based learning）的形式討論患者時，他們感謝我幫忙把他們從前線拉回來，因為他們在理解與治療病人方面有了進步。接著一位無所畏懼的總醫師、一些研究夥伴和我，發表了一篇同行審查論文（這

是學術界推廣理念的終極目標），名為「邊緣型人格障礙的計算表
述：透過身體模擬所造成的對自我與他人之可預測性學習缺陷」[9]。

在論文中，我們主張，以演算法方式解釋 BPD 或許是「對於
闡述背後的病態生理學來說，一種有效的治療指引。」了解邊緣型
人格依循著何種可預測的規則，我們就可能發展出相對應的治療方
式，在此架構下，我們能夠比以往更精準的指出 BPD 的核心問題
以及影響因素。例如說，以 BPD 患者而言，偏差的獎勵導向學習
可能導致主觀偏見跟著明顯偏差，就如同我明白證據就攤在眼前，
仍無法接受蘭斯使用禁藥一樣，BPD 患者尤其在情緒失控時，更
常錯誤解讀（自己以及他人的）行動以及後果，而這樣的偏差導
致他們無法準確預測（包含自己的與他人的）心理狀態，這樣的
心理障礙可以解釋他們開始一段新關係時，會毫無節制地給予對
方關注，這樣的強烈關注對他們而言似乎合情合理，但對其他人
而言卻完全不成比例，甚至令人感到毛骨悚然。所以當他們親密關
係中的伴侶開始疏遠時，會發生什麼狀況呢？如果我的基本底線是
我需要愛（或關心），我會假設其他人也跟我有一樣的需要，然後
給她更多的愛，卻沒有退一步從她的角度看看，什麼才是真實和準
確的。也就是說，對方可能因此喘不過氣。換句話說，BPD 患者
可能在獎勵導向學習上發生障礙，因此同樣地不容易預設人際關係
中的結果，就像成癮者不時在尋求藥物，耗盡他所有時間與心理空
間，BPD 患者可能無意識地向人討拍，尋求一次性的短效多巴胺
分泌，好填補深沉空虛的感覺。

就像我們之前所看到的，這種失敗學習沒有益處。一般來說，
在尋求安穩的關係及生活時，這麼做反而會浪費能量，導致我們錯

失了路標；將這樣的傾向放大十倍後，結果就造成了可能落在病態範圍內的人格特質，包含情緒不穩定（也就是說，對病人而言，習以為常的小問題感覺都像世界末日），這也是 BPD 患者的典型特色。BPD 患者會因為持續瘋狂的追求變得疲憊不堪，而這一切都只因為一個簡單的學習歷程出了差錯。

回歸中道

獎勵導向學習在人格的極端表現，不管是導致過多或過少的自我，都可以幫助我們對於人類處境有更多的概念與了解。知道我們（無時無刻）進行著腦內模擬可能會有所幫助，我們可以利用這樣的資訊而變得**更加認知到**我們的模擬過程，如此一來就不至於經常深陷其中、走火入魔，可以節省時間以及精神。

瞭解主觀偏見如何運作，也有助於模擬出現偏差時將其拉回正軌。現在我們應該能夠更了解自己的主觀偏見落在光譜中的「看看我有多棒」的電影明星，以及坐在後台畏縮著、猶豫不決無法面對鏡頭的女演員這兩者之間的哪一區。無論我們尋求關注、強化，或其他任何形式的傾慕，都可以讓我們被吸入這面成癮光譜中，這面光譜被我們的主觀偏見火上加油，並且將效果反饋於其中。只要我們了解我們在哪裡產生偏頗，就可以脫掉扭曲世界觀的眼鏡。掌握我們的主觀偏見是如何以及在何時失控，是更新改善它們的第一步。

如同之前所提，想要活用主觀偏見的資訊來改善我們自己的生活，可以從拿出壓力羅盤開始，這樣一來我們才能明白己一舉一動

有什麼後果。第二章裡面，我們學到社群媒體提供了膠水，讓我們黏上了自己，而科技也只是利用了我們幾千年來身為社群生物的所作所為而已。例如，當別人恭維我們時，我們感覺如何？在那溫暖的光芒中，是否藏著令人興奮的元素？我們是否陶醉其中、索求無度？我們如果持續拉抬某人的自我（ego），又會發生什麼事？就像我下意識地吹捧我同事一樣？對方得到了什麼？我們又從中得到了什麼？因為我的無知，導致我必須得聽完美先生一次又一次的吹噓，這就是我受到的懲罰。

認清類似的情境有助我們退一步確認自己的羅盤：我們是不是使這樣的不舒服持續著（不管是自己的或他人的），這到底只是習慣性，或者因為當下這麼做最省事？如果我們先退一步，仔細端詳我們是否因為自己的假設與偏見誤讀了羅盤，理解這一點之後，這能否有助我們找到一種進步的方法，讓我們不再為自我（ego）火上加油呢？有時候提升自我的情境與機會並不顯著，那是因為我們並不習慣。寇特‧馮內果（Kurt Vonnegut）的小說《戲法》（*Hocus Pocus*）中寫道：「只因為我們覺得自己如此完美，並不代表真是如此。」這讓我們變得更具自我認知，甚至會挑戰我們對自己的觀點。有時候我們需要被指出自己的優缺點，而我們得學習感謝告知我們的人，並大方接受對方的反應，而不是對於有建設性的批評感到退縮，或是落到光譜的另一端，無法接受真誠的讚美。我們得從回饋中學習。也有時候，我們得弄懂如何以最恰當的方式（親切地）指出他人的優缺點，或者至少我們可以先在腦子裡提醒自己：「警告！不要再養肥自我（ego）了！」

註釋

1 譯註：Ego 源於佛洛伊德的本我（id）、自我（ego）、超我（super-ego）的自我概念，為心理學中常用來描述個人有意識的那部分，與 self 有些許差異。為了語句通順與便於理解，兩者皆翻譯為自我，但若原文為 Ego 則會附上英文作為區別。

2 原註：引自艾倫・沃茲所著《這就是了！以及其他關於禪與心靈經驗的文章》（*This Is It, and Other Essays on Zen and Spiritual Experience*）（一九七三年由紐約古籍出版社〔Vintage〕出版，第七十頁。）

3 原註：J. A. Brewer et al., "Meditation Experience Is Associated with Differences in Default Mode Network Activity and Connectivity," *Proceedings of the National Academy of Sciences* 108, no. 50 (2011): 20254–59.

4 原註：M. R. Leary, *The Curse of the Self: Self-Awareness, Egotism, and the Quality of Human Life* (Oxford: Oxford University Press, 2004), 18.

5 原註：Watts, "This Is It," in *This Is It*, 70.

6 原註：W. Schultz, "Behavioral Theories and the Neurophysiology of Reward," *Annual Review of Psychology* 57 (2006): 87–115.

7 原註：W. J. Livesley, K. L. Jang, and P. A. Vernon, "Phenotypic and Genetic Structure of Traits Delineating Personality Disorder," *Archives of General Psychiatry* 55, no. 10 (1998): 941–48.

8 原註：S. N. Ogata et al., "Childhood Sexual and Physical Abuse in Adult Patients with Borderline Personality Disorder," *American Journal of Psychiatry* 147, no. 8 (1990): 1008–13.

9 原註：S. K. Fineberg et al., "A Computational Account of Borderline Personality Disorder: Impaired Predictive Learning about Self and Others through Bodily Simulation," *Frontiers in Psychiatry* 5 (2014): 111.

分心上癮

　　造成大量分心的巧妙噱頭,會孕育出上
了癮又自行治療的自戀廉價靈魂。

── 美國哲學家

康乃爾‧韋斯特

(Cornel West) [1]

　　青少年們談論著要如何獲得他人的「全
心全意的關注」,他們成長於充滿分心的文
化氛圍當中,他們記得幼兒時,父母邊講電
話邊推著他們盪鞦韆的景象。現在,他們的
父母在餐桌上傳簡訊,而接送他們放學時,
父母的視線也沒有從黑莓機上離開。

── 美國社會學家

雪莉‧透克

(Sherry Turkle) [2]

你有沒有過這樣的經驗：夜晚時，車子停在停止線前，看向四周的車輛，只看到其他人盯著從胯下發出、令人毛骨悚然的藍白色光芒？你有沒有過工作時，計畫做到一半，突然有股衝動想要（再一次）檢查電子郵件？

大約每隔一個月，我就會在紐約時報（我的惡習）上看到一篇科技成癮者發表的觀點，這些觀點看來更像某種告解。他們無法把工作完成。他們的生活過得步履蹣跚。該怎麼辦？他們進行一段科技「斷食」或「假期」，過了幾週之後，你看！他們便可以一次讀完那本放在床頭桌上一整年的小說裡至少一段。對科技成癮真的那麼糟嗎？

我們利用以下這個簡短測驗來看看自己的狀況，在這個例子中，X代表你的手機使用方式，如果敘述符合你的情況就在框框內打勾：

□ 使用X超出原本預期的時間。
□ 想要減少或不使用X，但卻做不到。
□ 花了很多時間去使用，或從使用X中復原過來。
□ 渴求著使用X。
□ 因為X而導致在職場、家庭、或是學校無法完成份內工作。
□ 縱使造成人際關係問題仍持續使用X。
□ 因為使用X而放棄重要的社交、工作、或是休閒活動。
□ 一再使用X，縱使可能因此導致危險。
□ 一再使用X，縱使你知道可能因此造成身體或心理問題，或者讓

原有問題更嚴重。

☐需要更多的Ｘ以達到你預期的效果（耐受）。

☐出現戒斷症狀，而戒斷症狀可以透過使用更多的Ｘ而緩解。

　　每一個勾得一分，總分可以幫助計算你是否有手機成癮症，2-3分是輕微、4-5分中等，6-7分嚴重。

　　記得第一章提到對於成癮的定義：「縱使有不良後果仍持續使用」，上面這個小測驗其實就是精神疾病診斷準則手冊中的確認診斷清單，我的同事跟我利用這個測驗，來確定某人是不是有物質濫用症狀以及其成癮嚴重度。

　　那你會怎麼做？就像二〇一六年蓋普洛民意調查（Gallup poll）中，一半的受訪者表示每小時會確認好幾次手機，甚至更常；你是否會想說「呼！我只是輕微上癮而已，不是什麼大事」或者是「手機成癮又不會害到誰，不是嗎？」

　　不管你現在怎麼想，我們是否至少有個共識，「維護兒童安全」是我們的首要義務之一呢？很好，班沃森（Ben Worthen）於二〇一二年在華爾街日報（Wall Street Journal）中提到，自一九七〇年代起，多虧遊樂場的改善以及安裝嬰兒門等等，讓嬰兒時期的受傷機率緩慢下降[3]；但根據美國疾病管制與預防中心（Centers for Disease Control and Prevention, CDC）的統計，小於五歲兒童的非致死性傷害自二〇〇七到二〇一〇年期間增加了百分之十二；iPhone在二〇〇七年問世，到了二〇一〇年美國人擁有手機的數量暴增了六倍。這是巧合嗎？請記得：我們的大腦喜歡將事情連結起來，而有連結不代表有因果關係。

二〇一四年，克雷格・帕爾森（Craig Palsson）發表了一篇文章名為〈真的很痛！智慧型手機與孩童傷害〉[4]。他從美國疾病與管制中心撈出二〇〇七到二〇一〇年間的資料，研究有關五歲以下孩童非致死性以及非故意的傷害。由於當時 iPhone 只能透過 AT&T 已擴展的 3G 網路涵蓋範圍運作，於是他精確推論或許能利用這些數據來確定 iPhone 手機的使用率增加，是否間接地造成孩童受傷的比例提高。根據全國醫院傷害監測的資料，他可以辨別通報兒童傷害的醫院是否位處於當時可以連接 3G 網路的地區，並進而發現：當一個地區開始提供 3G 網路服務後，小於五歲的孩童（這些孩童是在沒有父母監督下受傷風險最高的族群）受傷比例開始增加，意味著智慧型手機的使用與傷害有間接或偶然的因果關係，儘管還不是很確切的證據，但已足以獲得更深入的探討。

沃森在華爾街日報的文章特別舉了一個例子，某個男人帶著他一歲半的兒子邊走著邊傳簡訊給他老婆，當他抬起頭時，竟然看到他兒子闖進一場警察處理中的家庭紛爭當中，而他兒子**幾乎快被警察踩到**。

這樣的故事時有所聞，我們也常在 Youtube 中看到有人玩智慧型手機分心而走進車陣中，或者是跨越堤防落入海中。或許沒那麼令人意外的是，一份二〇一三年的報告發現，與手機使用相關的行人傷害在二〇〇七到二〇一〇年期間增長了三倍[5]。還有根據一份報告顯示，二〇一五前半年的行人死亡率增加了十個百分比，這是近四十年最大的成長幅度[6]。幾年前，紐哈芬在耶魯大學校園周圍的十字路口，噴上幾個大大的黃色文字：「抬頭看前面」（紐約也採取類似措施）。是最近錄取標準下降了嗎（應該不是）？還是這

79

些年輕人忘了簡單的生存技巧，被 iPhone 的吸引力給打敗了？

我們怎麼會如此容易分心？

　　既然獎勵導向學習帶給我們選擇性生存優勢，亦即我們學習著記得哪裡可以找到食物以及如何避免危險，為何這些科技看起來卻反其道而行──危害我們呢？第二章中，我簡介了這些特定的科技因素如何提供了我們與獎勵導向學習的連結（立即接觸、快速獎勵等等）。

　　第三章中，我簡短提到沃爾弗拉姆・舒爾茨帶領了一連串開創性的實驗，顯示當猴子因為某種行為得到獎勵（一點果汁）時，多巴胺便會往牠們的依核上分泌，而對於這樣的多巴胺分泌。神經元所產生的反應被稱為「間歇性激發」（phasic firing），因為這種反應不會持續發生。隨著時間經過，接受到獎勵時，被多巴胺活化的神經元便停止這類的激發，回到持續激發（專業術語為「緊張性」，英文為 tonic）狀態中的低點。以現今在神經科學上的理解，間歇性激發有助於我們理解行為與獎勵為何會湊成一對。

　　神奇的事就在這裡發生了，當行為與獎勵配對後，多巴胺神經元會改變它們的間歇性激發模式，來回應可**預期**獎勵的刺激。我們將刺激物放入獎勵導向學習的場景中來看看。當我們看到有人在抽菸，會突然出現對抽菸的癮頭；聞到剛出爐的餅乾，我們會嘴饞開始流口水；看到有人大吼大叫而且逼近，我們會立即開始尋找逃生路線。這些環境信號表示我們已經學會把獎勵與行為配對，畢竟我們還沒吃到那餅乾，也沒和敵人打起來，但我們的大腦就在**預測**

下一秒會發生什麼。我在我的病人上看到這樣的反應，當他們預期著下一次（不管是哪一種）的癮頭發作時，就會呈現焦躁且侷促不安；有時候光是回想上一次復發的經驗，就會在診間裡有些發作症狀。光是記憶就足以使他們的多巴胺蠢動；觀看有關毒品使用的電影更可能促使他們回到毒蟲模式，如果他們沒有心靈上的工具來衝過癮頭，就只能靠嗑藥才能止住毒癮。

　　有趣的是，這些多巴胺神經元不只在我們受到刺激時會進入預期模式，接收到**非預期**的回饋時也會。這聽起來有點難懂，為什麼預期著獎勵時以及非預期事件發生時，我們的大腦都會被刺激呢？讓我們回到第三章「我很聰明」的例子中，如果我們第一次在考試中拿到高分後回家，並不知道父母會有什麼反應，因為之前沒有類似經驗，所以小心翼翼地將成績單給父母，不知道接下來會發生什麼事，我們的大腦也就不知道要如何預期，因為這是一個全新的領域。第一次獲得父母的稱讚，我們的大腦獲得了大量多巴胺的間歇性釋放，隨後引發了之前提過的獎勵導向學習以及習慣模式；一樣的狀況也發生在我們第一次拿著不及格成績單回家時（他們會怎麼想？），然後不斷重複，直到我們描繪出每天生活世界的模樣。如果我最好的朋友蘇西（Suzy）敲門邀我出去玩，我會期待著和她共度一段美好的時光；但如果她進到我家後突然發表長篇大論，說我是個糟糕透頂的朋友，我的多巴胺系統會因為狀況出乎意料而發狂；下一次見到蘇西時，我可能會因為不大確定我們的互動會如何，變得有點警戒或提防。我們可以了解，這種本能如何賦予了我們生存優勢，它有助我們預測誰能不能被信任。廣泛來說，對於建立我們的信任資料庫而言，這套神經工具非常重要。

這與玩手機分心又有什麼關係呢？我們對獎勵導向學習的了解開始解釋我們如何被異常的（或者可以大膽地說是成癮性的）科技使用習慣困住。掌握住「期待感」造成我們的多巴胺蠢動，商人利用這點促使我們點擊廣告或手機應用程式（app）。以下三道取自美國有線電視新聞網（CNN）網站首頁的標題，可以作為關於期待感的絕佳範例：「星際大戰帝國風暴兵：他們暗藏什麼訊息呢？」、「染上富裕流感的青少年：他所造成的傷害」，以及「為什麼普丁讚揚川普？」。這些訊息都沒有根據事實所寫，例如寫說普丁讚揚川普「活潑」和「有才華」，而是故意吊人胃口，讓我們期待得流口水——這點燃我們的興趣，多巴胺神經元活化，所以我們就會點擊連結去閱讀文章。難怪他們把這種抓取注意力的標題稱為「點擊餌」（clickbait）。

那電子郵件跟簡訊呢？電腦跟手機都提供了同一項功能：「開啟通知」，這樣每次收到郵件時就會出現提示。多棒啊，我們一定不想錯過來自老闆的「重要郵件」不是嗎？更棒的是，現在我甚至不需要花額外的時間打開電子郵件，因為訊息就直接出現了。至於推特（Twitter）？推特的一百四十個字數限制並不是什麼魔術數字，這種長度是特別挑選的，因為這正是我們可以**自動**閱讀訊息的尺寸大小。不可預測性就在這裡顯現出來，每一次我們**無預警地**聽到鈴聲、嗶聲或鳴叫聲，大腦就會射出一發多巴胺。就像前面章節所提到，間歇性增強會導致最強烈、黏著性最強的學習。藉由打開電子郵件以及簡訊通知以便更能即時回覆，我們將自己設置成像帕夫洛夫作條件反射研究時的實驗狗（Pavlov's dogs）[7]，而牠們被訓練成一聽到鈴聲就因為期待食物而流口水。

82

我得講明，這段關於通訊科技的潛在危險的論述，並不是什麼盧德（Luddite）[8]的反科技亂語。我愛用電子郵件勝過小馬快遞或飛鴿傳書。簡訊經常要比電話更能快速地回答問題，這些科技可以讓我們的生活更有效率，而且也可能讓我們更有創造力。我將大腦學習的方式與現代科技設定結合後，如此一來我們便更能清楚地了解我們為什麼會分心。現在就讓我們將所有資訊與我們對於腦內模擬所了解的部分加以整合，並對這樣的現象加以分析。

模擬瘋狂

第三章裡面，我們討論了有關腦內模擬的進化。這些模擬是一種預測可能結果的方式，好讓我們在面對多種變數時能夠做出更好的決定。如果我們帶有主觀偏見，以我們所希望或預期的方式看待這世界，這樣的模擬便會不盡理想；腦內模擬會持續嘗試，希望得出**正確的**解決方案，或至少得出符合我們世界觀的結果。模擬如何以最好的方式說服老闆加薪，然後讓會議能如預期順利，這當然是有益的；只不過有時候，這樣的腦內模擬卻被我們的獎勵系統所綁架，導致我明明該照顧小孩或是努力工作拚加薪，卻將時間浪費在**別的**地方。沒錯，我在講的就是做白日夢。

做白日夢是我們的專注力從手邊工作分心的絕佳例子。試想我們坐在小孩練習足球的場邊，所有的孩子都聚在球場的另一側，什麼刺激緊湊的比賽場面也沒有，這時我們忽然想起下個月要去家族旅行，我們靈機一動就開始計劃旅行，想像著坐在溫暖的沙灘，海風輕拂，身邊還有我們最愛的書與冰涼飲料相伴，同時眼前孩子們

在水中玩耍（沒錯，孩子們就在眼前！）。這一刻我們還在看足球練習，下一秒心思就飛到了千里之外。

做白日夢有什麼錯？當然沒錯，對吧？如果發現我們正在做一個有計畫性的白日夢，表示我們有多工處理的能力，可以同步完成一些必要的工作。如果我們夢見自己在沙灘上，或許我們會從模擬太陽得到一些心靈維他命 D，聽起來還不賴吧！

我們錯過了什麼？我們來解構一下，我們是如何在腦內整理假期或者其他事項的待辦清單？我們在腦中列單子，這麼一來又會觸發其他念頭，比如「天哪！這趟旅行我還有好多事情要做！」或者是「希望我沒忘記任何事。」最終我們還是會從白日夢中醒來，回到足球練習中。我們並沒有真正列出清單，因為距離旅行還久得很，所以下禮拜我們又會再來一次。從壓力導向的角度來看，這種腦內模擬是否能讓我們遠離不安？一般來說不行，事實上可能使事情變得更糟。

二〇一〇年，麥特・基林斯沃思（Matt Killingsworth）以及丹・吉伯特（Dan Gilbert）研究了當我們胡思亂想或做白日夢時，到底發生了什麼事（專業術語為：獨立於刺激之外的思考〔stimulus-independent thought〕）[9]。他們利用 iPhone 隨機提示兩千兩百多人，並請他們回答有關他們一天生活的問題：「你現在在做什麼？」、「你在想的不是你現在做的事情嗎？」，以及「你現在感覺如何？」（選項範圍從「非常糟」到「非常好」）。你覺得有多少人回報他們正在做白日夢呢？準備好接受答案了嗎？他們發現，那**幾乎是一半以上**的時間；民眾回報他們從手邊工作中分心，這就佔了他們人生中清醒時間的一半！重點來了，這研究中有一項

發現與我們直覺所認為不同：研究者調查快樂與民眾是不是專注於手邊工作上有無關聯後發現，當他們心裡胡思亂想時通常都會覺得較不快樂。這研究所得出的結論是：人類的心就愛胡思亂想，而胡思亂想的心不會開心。

怎麼會這樣？想到夏威夷（Hawaii）令人感到開心，還記得我們預期未來行為時會導致多巴胺分泌嗎？一般來說，不管當下在做什麼事情，做有關愉悅事件的白日夢與專注手邊工作中的快樂指數是相同的；但是，將所有中性以及不愉悅的胡思亂想考慮進去之後，不意外地就會連結到更低的快樂指數，而產生基林斯沃思吉伯特所說的「不開心的心靈」。我們看過多少歌詞與諺語提到提到，當生活正精彩，我們卻忙於其他計畫呢？做白日夢時，我們不只讓自己為了不必要的擔心或興奮而疲累不堪，同時也錯過了足球賽。

如此看來，大腦會建立起情緒與事件的連結，例如，夏威夷很棒。在我們期待未來的同時，也得到了多巴胺的「獎勵」。麻煩則會在以下狀況同時發生時隨之而來：沒有足夠的控制力（如果有的話）控制哪種想法（愉悅或不愉悅的）出現，我們最後會陷入白日夢裡的喜悅或災難中，而從眼前的事物中分心：不管是汽車直衝而來，或是孩子第一次射門得分。我們該怎麼辦呢？

經典老派（或許也沒那麼經典老派）自制法

有一部我很喜愛的電影，叫做《濃情巧克力》（*Chocolat*，二○○○年上映），故事發生在天主教節日的四旬期，一座古老且寧靜的法國小鎮上。虔誠的鎮民花了很多時間在教堂聽佈道，而講道

的意圖是讓鎮民對自己的「罪行」感到內疚，甚至放棄日常的惡習——比如巧克力。我們的女主角薇安（Vianne），是由茱麗葉・畢諾許（Juliette Binoche）所扮演，她在凜冽北風中來到小鎮，身穿著連身紅斗篷（簡直惡魔啊！）。她開了一間巧克力店，接著鎮上便天下大亂。電影中利用巧克力做為代罪羔羊，演出正義的自制如何對抗罪惡的放縱。

《濃情巧克力》也是所有人的故事，每一個人都有種讓自己內疚的消遣，也許是某種過度需求、或是某種惡習，我們每天都在想方設法控制著。如果在孩子的足球賽中，我們忽然有股衝動想拿手機出來確認電子郵件，這時腦中響起聖潔的天使之聲說：「噢，你知道，你得要顧著孩子」；或者在開車時，我們聽到新訊息的嗶嗶聲而坐立不安，急著想看看是誰傳的，祂會提醒我們：「記得你在廣播中所聽到的：邊開車邊傳簡訊，比酒駕還危險！」我們得感謝善良的天使讓我們參與孩子的人生，以及不要在高速公路上肇事。

你已經很熟悉當我們聽到天使之聲時，我們是在幹嘛？就是在實踐經典老派自制法。科學家稱之為認知控制：我們運用**認知**來**控制**行為，而像是認知行為的治療法就是運用這種控制的概念來治療多種疾病，包含憂鬱與成癮。有些人，像我的好朋友艾蜜莉（Emily）就是個天生認知控制的典範。她生下第一胎後比懷孕前胖了三十磅（約 13~14 公斤），為了回復身材，她精算出五個月內要減下這些體重，每天必須限制攝取多少卡路里。她簡單分配了減重過程中每天可吸收的卡路里值（包含因為運動所做的調整），維持每天不超過上限，淅瀝嘩啦地轉眼間她就達成了減重目標；後來她生第二胎時又來一遍，這回她兩個月內減掉了十五磅。

相對於我們只能哀號著「這不公平」，或者是「我試過但失敗了」，艾蜜莉除了已經在很多方面都很優秀以外，談到自制力這方面，她可說有著《星艦迷航記》（Star Trek）中的科學官史巴克先生（Mr. Spock）一般的心智能力。我的意思是說，她的邏輯能力超強，能夠分析問題而且徹底執行，不會被那些經常困擾我們的情緒糾葛所牽絆：**這太難了，我做不到！**科學官史巴克的特色在於可以讓寇克艦長（Captain Kirk）在某些狀況變得情緒化時冷靜下來。當寇克快要將企業號（Enterprise）駛進一團危機重重的場面時，史巴克會面無表情地看著他發表意見說：「非常不合邏輯，艦長。」而艾蜜莉則是冷卻下她那「但是我好餓」的噴射引擎，忍到隔天她的每日卡路里配額又增加時再填飽肚子。

科學官史巴克就像我們的理性大腦，寇克艦長就像我們感性但有時不理性的大腦，神經科學家正開始鑽研大腦中這兩者的關聯性。事實上，丹尼爾·卡納曼（Daniel Kahneman）（《快思慢想》〔Thinking, Fast and Slow〕的作者）因為在這領域的研究獲得了二〇〇二年諾貝爾經濟學獎，卡納曼以及其他人將這兩種思考模式描述為系統一跟系統二。

系統一代表較原始、較情緒化的系統，就像寇克艦長，基於衝動以及情緒採取行動，反應非常迅速。與這系統有關的腦區包含大腦的中線構造，例如內側前額葉皮質（medial prefrontal cortex）以及後扣帶回皮質（posterior cingulate cortex, PCC）。當與我們自身有關的事發生時，例如思考關於自己的事、做白日夢，或者是渴求著某種東西，必定會啟動這些區域[10]。系統一代表著「我想要」的迫切與衝動，就像直覺一樣（立即印象），康納曼稱之為「快

渴求的心靈：從香菸、手機到愛情，如何打破難以自拔的壞習慣？

思」。

　　系統二是大腦近期才演化出來的部分，代表著我們較高的能力，讓我們成為獨一無二的人類。這些功能包括計畫、邏輯思考，以及自我控制。

系統一：內側前額葉皮質（左）以及後扣帶回皮質（右）。中線大腦結構是大腦中與自我參照、衝動反應相關的區域。

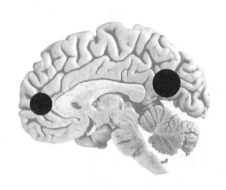

88

　　這系統中的其他腦區還包含了背外側前額葉皮質（dorsolateral prefrontal cortex）[11]，如果將瓦肯人（Vulcan，在《星艦迷航記》當中，史巴克是瓦肯人與地球人的混血兒）的腦與人類的腦做對照，史巴克先生的背外側前額葉皮質功能就像貨運火車，緩慢但穩定地將他的想法維持在軌道上。我們可以將緩慢的系統二想成代表「無關我個人利弊，我做我該做的事」這樣的想法。

　　《濃情巧克力》中的雷諾伯爵（Reynaud）是鎮上令人敬愛的市長，就是個自我控制的良好典範。他限制自己不能享受美味的食物（牛角麵包、茶以及咖啡，他只喝熱檸檬水），更不能對他的秘書卡洛琳（Caroline）有任何的遐想。我的朋友艾蜜莉以及史巴克先生應該會以他為傲。隨著電影的進展，他與他的自制力遭遇到更

大的挑戰，有時候是很明顯的掙扎，但他總是可以克服，只不過克服得滿身大汗與咬牙切齒。

復活節前夕，伯爵目擊卡洛琳（另一個自我控制的典範）走出巧克力店而大感震驚，堅信著薇安以及她的巧克力正在摧毀他理想中的小鎮，他沒辦法繼續泰然自若，便闖進她的店裡，開始摧毀所有櫥窗中象徵了享樂主義以及頹廢的糕點。在這場破壞中，一丁點的巧克力奶油不偏不倚地降落在他的嘴唇上，品嚐之後，他的理智斷線，所有的自制力消耗殆盡，墜落到狂食的深淵。雖然我們沒有機會橫掃巧克力店，但又有多少人曾經一口氣吃掉整整一品脫（約半公升）的冰淇淋呢？

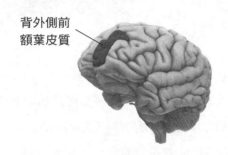

背外側前
額葉皮質

系統二：背外側前額葉皮質位於腦中外側結構，參與認知控制相關功能。

89

市長（還有不是艾蜜莉或史巴克先生的我們）到底發生什麼事了？系統二身為大腦中最年輕的成員，它就像任何團體或組織中的菜鳥一樣，最不被當一回事。所以當我們壓力破表或是精疲力竭時，你猜猜大腦哪個部分會先被賣掉？系統二！耶魯大學神經科學家艾米・安斯坦（Amy Arnsten）以這樣的方式解釋：「縱使是急性微小無法控制的壓力出現，都可能導致前額葉急遽喪失功能」[12]，換句話說，要讓我們日常生活行為脫軌，其實不會太難。

或許有點諷刺，但心理學家羅伊・鮑梅斯特（Roy Baumeister）將這種壓力反應稱為「**自我耗損**」（ego depletion）。最近的研究支持了這項概念：這就像一輛車的油箱中只有剛好足夠的汽油維持車子行駛，每一天我們的自制力油箱中可能也只有剛好足夠的油量維持運作。更精確地說，他的團隊發現，在不同類型的多種行為中，**資源耗竭**（就是說油箱中已經沒油了）可能會直接影響某人抵抗誘惑的能力。

　　其中一個實驗中，鮑梅斯特的研究團隊使用智慧型手機來追蹤人們的行為，以及他們對許多誘惑的渴望程度，包含了社交接觸和性行為[13]。手機會隨機詢問他們當下或是過去三十分鐘內是否有什麼渴望，受試者則對渴望的強度評分，並回覆這些渴望是否影響到其他目標，還有他們是否能抵抗。研究者發現抵抗欲望的密度愈頻繁的受試者和才剛抵抗過欲望的受試者，他們愈難抵抗接下來的欲望。《濃情巧克力》中，鎮長面對了愈來愈多的挑戰，每一次或許都用掉一些油箱中的油料。注意一下這件事：當他理智斷線的時候，正好是黃昏，就在他處理完大大小小的鎮上事務之後，他的油箱已經空了。有趣的是，鮑梅斯特的團隊發現，對於使用社群媒體的欲望「**就算抵抗，還是非常容易屈服**」，或許現在這也不那麼令人意外，因為我們開始了解電子設備所造成的分心非常容易成癮。

　　對於系統二沒有發展完全的我們這些大多數人來說，還有沒有希望逃出生天呢？如同安斯坦給我們的提示，隨時保持系統二的油箱飽滿，可能會有幫助。最簡單的就是從吃飽睡好開始，但要如何讓我們的壓力值維持在低水平，那就是另一回事了。

　　既然我們不能光靠想的就想出一條康莊大道，而困在計畫性或

其他形式的白日夢裡都可能會增加壓力水平、並且和生活脫節，那麼知道這些過程在理想中與實際生活中是如何運作，可能就是我們向前邁進的第一步。想清楚當我們沒有把注意力放在親友或自己的孩子身上所發生的狀況，因為這有助於我們認清我們從分心中實際上能得到什麼獎勵。拿出我們的壓力羅盤，注意它發出的嗶嗶聲或是閃光亮點，這有助於我們退一步回到當下，而不是再次黏在手機上。

註釋

1　原註：康乃爾‧韋斯特的格言引用自二〇一一年八月二十五日紐約《時代雜誌》社論〈金恩博士在墓中也暗自嗚泣〉（Dr. King Weeps from His Grave）。資料出處連結如下：https://www.nytimes.com/2011/08/26/opinion/martin-luther-king-jr-would-want-a-revolution-not-a-memorial.html?_r=0

2　原註：雪莉‧透克的格言引用自二〇一一年七月八日《經濟時報》（Economic Times）的一段訪談。資料出處連結：http://articles.economictimes.indiatimes.com/2011-07-08/news/29751810_1_social-networking-sherry-turkle-facebook/2

3　原註：B. Worthen, "The Perils of Texting while Parenting," Wall Street Journal, September 29, 2012, www.wsj.com/articles/SB10000872396390444772404577589683644202996.

4　原註：C. Palsson, "That Smarts! Smartphones and Child Injuries," working paper, Department of Economics, Yale University, 2014.

5　原註：J. L. Nasar and D. Troyer, "Pedestrian Injuries due to Mobile Phone Use in Public Places," Accident Analysis and Prevention 57 (2013): 91–95.

6　原註：M. Horn, "Walking while Texting Can Be Deadly, Study Shows," USA Today, March 8, 2016, www.usatoday.com/story/news/2016/03/08/pedestrian-fatalities-surge-10-percent/81483294.

7　譯註：帕夫洛夫的狗（Pavlov's dogs）由一九〇四年諾貝爾醫學獎得獎人帕夫洛夫所發現，亦稱為古典制約。該實驗中，帕夫洛夫於餵食狗前搖鈴，然後餵食。反覆操作後，狗一聽到鈴聲即會分泌唾液，後人稱此實驗為帕夫洛夫的狗。

8　譯註：盧德（Luddite）為十九世紀反對工業革命的社會運動者。

9　原註：M. A. Killingsworth and D. T. Gilbert, "A Wandering Mind Is an Unhappy Mind," Science 330, no. 6006 (2010): 932.

10　原註：J. A. Brewer, K. A. Garrison, and S. Whitfield-Gabrieli, "What about the 'Self' Is Processed in the Posterior Cingulate Cortex?," Frontiers in Human Neuroscience 7 (2013).

11 原註：K. N. Ochsner and J. J. Gross, "The Cognitive Control of Emotion," *Trends in Cognitive Sciences* 9, no. 5 (2005): 242–49.

12 原註：A. F. Arnsten, "Stress Signalling Pathways That Impair Prefrontal Cortex Structure and Function," *Nature Reviews Neuroscience* 10, no. 6 (2009): 410–22.

13 原註：W. Hofmann et al., "Everyday Temptations: An Experience Sampling Study of Desire, Conflict, and Self-Control," *Journal of Personality and Social Psychology* 102, no. 6 (2011): 1318–35.

思考上癮

某種最強大的成癮之一，你從來沒有
從文獻中讀過，因為對此上癮的人們都不自
知，那就是對思考成癮。

——德國作家

艾克哈特・托勒

（Eckhart Tolle）[1]

第一次學習靜坐時，其中一種練習方式便是運用呼吸，目的是以此錨點，好幫助心靈入定在此時此刻，而非四處飄移。這個指令非常簡單：專注在你的呼吸上，當你的心神飄移時，就將它拉回來；就像船開始飄移時，會被錨固定在海底。我還記得前往內觀禪修協會時（Insight Meditation Society, IMS）——這是一座備受尊崇的靜修中心，由喬瑟夫・葛斯汀（Joseph Goldstein）、雪倫・薩爾茲堡（Sharon Salzburg），以及傑克・康菲爾德（Jack Kornfield）所創立——靜修九天練習專注在我的呼吸，除了靜默與呼吸以外什麼也不做，更棒的是，這座靜修中心位於麻薩諸塞州的巴爾（Barre, Massachusetts），我去的時間是十二月，根本沒有機會分心去外頭的森林散步，因為實在是太冷了。

那次的靜修很艱難，每一次靜坐都會讓我的 T 恤從頭濕到尾，而且只要一有機會我就開始打盹。就像是《濃情巧克力》中的市長，我與自己內在的惡魔格鬥，不管怎麼嘗試，就是無法控制自己的思考。每當我回想靜修時的重點片段，有一幕總是讓我會心一笑：我跟帶領靜修的越南僧侶有段個人會晤，透過翻譯，我告訴他我是如何嘗試各種不同的技巧好屏除雜念，我甚至跟他說我在靜坐時會變得很熱，他微笑著點頭，然後透過翻譯說：「啊！很好，這是在把禁錮燒掉。」我的教練覺得我做得很棒，在我與惡魔的格鬥下一回合鈴響前，對我說了句鼓舞人心的話。

那時候我並不曉得，其實我特別對某樣東西成癮——思考。長久以來，我一直被自己的思考給誘惑或困住，但只要我認清這樣的傾向，很多事物就變得合情合理了。普林斯頓的招募影音標題寫著「那些重要的對話」，是的，我理想中的大學最好可以讓我熬夜到

凌晨，專注在與室友的深入對話。於是我進了普林斯頓（行為），感覺很棒（獎勵）；我無時無刻準備好迎接挑戰，我還記得我每次都會回頭去解那些考試寫錯的合成有機化學問題；當我在碩士研究所實驗室時，有一次為了製造一個新的有機分子，做了一連串的合成步驟：等新的化合物純化出來且確定實驗按照計畫進行後，我不斷瀏覽數據、與指導教授來回討論，並針對它是什麼物質提供不同的想法。某個時間點我突然間靈光一閃，「啊哈！」，終於弄懂了！我趕緊展示給指導教授，而他發自內心地說出「做得好！」，並認同了我的結論。我非常自豪我終於弄懂了，甚至之後的幾個禮拜，如果在實驗室裡過得太沉悶，我就把資料拿出來盯著看，以重溫那樣的經驗。

接著快轉到我的醫學院以及博士研究所時期，那時學校強調快速清晰的思考。醫學院時期，我們則時常會被資深住院醫師或教授問（或者是「被電」[2]）內科知識，如果很快答出正確答案，我就會被稱讚（獎勵）。跟大學一樣，研究所時期我們只要解決了科學問題並且將結果在海報上發表、或是在會議上口頭報告，就會獲得嘉獎。終極獎勵是看到我們的研究通過了同儕審查、然後得以出版；我浪費了太多時間被吸進自己的主觀偏見世界觀裡：當評審沒有看到我研究中的亮點，我就詛咒他們；當他們看到了，我就讚美他們。博士生時期的日子難過時，我會像在研究所時期一樣，對自己的研究資料自我陶醉一番。我會拿出我的論文緊盯著看，看到我們的研究（和我的名字）被印在上面，感受那份溫暖刺激的悸動。

回到巴爾，那個在寒冬中靜修修習讓我汗溼到屁股的地方，那時我以為我該要停止思考。我試著停下一件讓我一而再、再而三

被獎勵的事，我的心智就像一艘全速巡航的大船，隨著它擁有的慣性，單單拋下一只船錨可停不下來。

思考不是問題

在普林斯頓，我的有機化學教授也是指導教授小梅特蘭‧瓊斯（Maitland Jones Jr.）教學出色頗有名氣。這對我來說是好事，因為有機化學通常被視為一門要忍耐過關、而非讓人願意積極學習的學科，特別針對預申請醫科的大學生[3]，這只是申請醫學院的先決條件。為了讓上課更有趣，全年都有學生在瓊斯教授的課上惡作劇，這些惡作劇通常無傷大雅，例如在他告誡了某個學生不能上課時看報，下一週所有人就在課堂開始前假裝看報（想像一下兩百個學生同時做這件事情的畫面）。更好玩的是，我參與了幾次，甚至協助策劃了其中一些惡作劇。

有機化學第二學期的結束前，瓊斯教授把我叫進他的辦公室，不久之前，我跟其他學生才剛把他最鍾愛的教室黑板用料理噴霧劑給裝飾一番。當他踏進教室後發現，他得要花大把時間才能畫完分子合成路徑時，他發表了一番長篇大論，關於哪些惡作劇是可以接受、哪些不行，當他以「不管是誰做的，都應該被開除」這句話來總結時，很明顯地表示我們的惡作劇是不行的那種。下課後我跟朋友認錯並清理了現場，看來我們已經改過自新了，那我為什麼還會被叫進他的辦公室？

我一進到辦公室，他叫我靠近書桌並示意我看看他前面的東西，我不知道該期待什麼。我看到一張電腦列印出來的紙，上面被

他用另一張紙蓋住了。他慢慢地將上面的紙稍微往下滑，好讓我看到列印紙的第一行，那是課堂成績單，我益發困惑，他給我看這個幹嘛？他將上面的紙更往下滑：賈德森・布魯爾 A+。「恭喜！」他眉開眼笑地說「你拿到最佳成績！你當之無愧！」我是很喜歡有機化學，但我從來沒想過這件事！我的依核就像顆聖誕樹一樣被點亮，同時大量多巴胺洶湧爆發，我像坐雲霄飛車一樣：顫抖、興奮、說不出話。為什麼我可以描寫得這麼栩栩如生？因為就這是多巴胺的作用：它幫助我們發展出情境依賴記憶，尤其是對於不確定性的瞬間──蹦！大腦內放起了煙火！

我們大多都可以回憶起生命中最美好的時刻。伴隨著驚人的生動性及清晰度，我們可以記得當另一半說「我願意」時的眼神；我們可以記得第一個小孩出生時醫院房間的任何細節；我們也相信這些經驗裡的**感受**，這些伴隨著事件而來的情緒性震驚與顫抖，當我們因此感動時，得感謝大腦立下大功。

很明顯地，我們天生被設定成能夠記憶事件，這不是問題，這種能力是一種生存機制，不管是讓（我們的遠古祖先）記得食物的位置變得更容易，或幫我們渡過研究所的艱辛歲月。思考也不是個壞蛋，比如在學校解數學問題，或是工作時想出新點子，都能幫助我們在生活上有所進展；計畫旅行則有助於實現，畢竟如果我們連機票都沒買，要飛去巴黎就難了。

現在來看看我們的小幫手多巴胺，是怎麼又成了個礙事鬼。每當主題牽扯到「我」，我們就會花很多時間上傳照片到 IG 或是瀏覽臉書。當我們被主觀偏見蒙蔽時，腦內模擬便無法正確預測，只是白白浪費大把時間與心力；當我們靜不下來或感到無聊，就可能

會掉進白日夢裡，想著有關婚禮或者某項興奮刺激的未來計畫。

換句話說，思考以及伴隨而來的所有事情（模擬、計畫、記憶）並不是問題，唯一的問題是我們受困其中。

當思考絆你腳

洛瑞（洛洛）瓊斯（Lori "Lolo" Jones）是奧林匹克跨欄選手，一九八二年出生於愛荷華州（Iowa），她在高中時就創下一百公尺跨欄紀錄，然後在路易斯安那州立大學（Louisiana State University）時就榮獲十一度進入全美明星隊的榮耀。她於二〇〇七年贏得了第一個美國室內錦標賽冠軍，隨後在二〇〇八年贏得了室外錦標賽，以及奧林匹克選手資格，成績相當耀眼。

二〇〇八北京奧運，瓊斯在預賽時跑得不錯，順利晉級到一百公尺跨欄的決賽，然後發生了什麼事？一位路易斯安那記者凱文・史班（Kevin Spain）針對決賽賽事做了以下報導：

> 前三欄，洛洛・瓊斯就掌握先機，她在第五欄時取得了領先優勢，在第八欄她已經準備摘下女子奧林匹克一百公尺跨欄的金牌。
>
> 剩下兩個跨欄、九個跨步以及六十四英尺的距離，就會讓她從前路易斯安那州立大學傑出人物一躍成為奧運金牌選手。更重要的是，她會實現自己四年來的目標與一生的夢想。
>
> 然後，悲劇發生了。[4]

瓊斯在賽道上的十個欄中，卡在了第九欄，最後她拿下第七

名，錯失奧林匹克金牌。四年後她在一次時代雜誌專訪時提到「我那時候在絕佳狀態下……在那當下我知道自己勝券在握，那感覺不是說，噢，奧林匹克金牌就要到手了，而是這就跟別場比賽沒有兩樣……在那之後突然某個點……我告訴自己腿一定得彈出來，所以我拚過頭，多收緊了一點點，然後就撞上柵欄了。」[5]

瓊斯的經驗正好是個絕佳例子，告訴我們思考以及**陷入**思考的差別。比賽中，她的腦袋裡有許許多多的想法出現。當她試圖用自己的方式，告訴自己保持技巧正確無誤時，她「拚過頭」了。如同字面上的意思，她讓自己絆倒了。

在運動、音樂以及商業領域中，成功可能會在某一場比賽、某一次演出，或某些片刻中降臨。在我們準備好之前，一次又一次用心準備、接受指導以及勤奮練習，確實是幫助很大；然後，那重大時刻到來時，教練告訴我們，放手去做就對了。或許他們甚至會笑著說「玩開心點」好讓我們放鬆，為什麼？因為我們要是很緊繃，根本不可能跑最快成績，或是沒辦法在演唱會上大展才華。因為拚過頭，瓊斯變得**緊繃**，結果就絆倒了。

這種形式的肌肉收縮，可以給我們一點線索去了解陷入自己思考模式會發生什麼事情。實際上，我們可以實際從身體或心理感受到這種糾葛，比如咬牙、握拳或緊繃。來試試看以下的想像實驗：想像我們興高采烈地花了十五分鐘跟同事細述一個新點子，然後他不以為然地評論：「嗯，這點子很蠢。」我們會不會馬上結束話題後離開，然後接下來的七小時內一直反覆思考這次的交談？這次難受的對話帶來的壓力，會不會讓我們肩膀僵硬一整天？如果我們甩不開放不下，又會發生什麼事？

近代心理學家蘇珊·諾倫·霍克賽馬（Susan Nolen-Hoeksema）非常感興趣於當人們**反覆且被動地思考自己的負向情緒時，會**發生什麼狀況[6]。換句話說，亦即人們陷入了一種她所謂的「反芻式地反應」時會發生的情況。比如說若我們不斷反芻同事說我們的點子很蠢（上述例子）的評論，我們就可能會陷進去，擔心這**真的**是一個蠢點子，然後導致我們覺得自己的所有點子都很蠢。但一般情況下，我們可能只是對這樣的評論不以為然（或者是同意這個點子真的很蠢就放棄）。

不意外地，不少研究顯示，感到難受時產生這類反應的人，長時間下來會表現出更高程度的憂鬱症狀[7]。反芻思考——就是指陷入了反覆思考迴圈當中——甚至會發展出慢性化或持續性的憂鬱症。平心而論，反芻思考在臨床醫師與研究學者間長期以來都是爭論不休的話題。許多論點主張這可能帶來某種選擇優勢，但這領域目前仍沒有令人滿意的共識。若從獎勵導向學習的演化優勢面向來觀察，能否有助於填補某些空白呢？反芻思考有沒有可能是對某種特定思考方式「上癮」（縱使有不良後果仍持續使用）的另一種例子呢？

在最近一篇名為「悲傷是不是一種選擇呢？憂鬱症的情緒調節目標」的研究中，耶爾·米爾格倫（Yael Millgram）與同事向憂鬱與非憂鬱的人展示快樂、悲傷與中性的圖片，然後讓他們選擇要再看一次相同的圖片，還是看黑幕，最後要求他們對自己的心情評分[8]。兩個實驗組觀看開心圖片都會誘發開心，觀看難過圖片都會誘發難過，這十分直觀。接下來才是有趣的地方，與非憂鬱的人比較之下，憂鬱的人選擇觀看快樂圖片的次數並沒有差別，但他們選擇

觀看誘發悲傷的圖的次數明顯會更多。身為優秀的科學家，米爾格倫跟他的團隊又針對新的實驗組重複同樣的實驗設計，但這次是用快樂以及悲傷的音樂片段取代快樂與悲傷的圖片。他們發現有一樣的效果：憂鬱的人更傾向選擇悲傷的音樂。

接著他們將研究升級並思考：如果憂鬱的人獲得一些認知策略，讓他們感覺更好過一點或更難過一點的，會發生什麼事？他們會選擇哪一種？受試者接受最後一輪訓練，且於訓練中學習如何增加或減少對於情緒刺激的反應，然後他們會拿到如第一個實驗中所用的開心、難過與中性圖片，並受到從讓自己變開心或是變得更難過中擇一種解決辦法的要求。我們都猜得到這故事的結局。事實上，憂鬱的人不是選擇讓他們自己好轉，而是變糟。對不憂鬱的人來說，這聽起來很奇怪，但對於那些憂鬱的人來說則似曾相識。他們或許更習慣以這種方式去感受，就像是只有這件毛衣最合身，或許已變得和自己的體型一樣，因為自己太常穿。再進一步地來說，如果憂鬱的人們將反芻思考深化到某種程度，這種思考就會成為一種思考模式，且在某些方面來而言，他們的自我認同會因為這類思考而變得真實。沒錯，這就是我，我就是那個抑鬱的傢伙。如同米爾格倫與他的同事們所說：「他們可能是受驅使刻意要體驗悲傷，以證明那個善感的自己。」

99

我們的預設模式

在我們對於會陷入哪種思考形式有了一些線索之後，便可以藉此瞭解大腦是如何運作。讓我們從白日夢開始，瑪麗亞・梅森

（Malia Mason）以及其同事研究了當胡思亂想時大腦會發生什麼事[9]。他們訓練志願者熟練於某些測試，特別是那些很無聊的測試，**這樣他們才會胡思亂想**，然後比較他們在進行無聊測試跟新奇有趣的測試時，大腦活動的差別；他們發現，進行這些無聊測試比進行新奇測試時，內側前額葉皮質和後扣帶回皮質顯得更加活化。這讓我們回想起卡納曼系統一的大腦中線結構；這些與自我參照有關的大腦中線結構會在與我們自身相關的事物出現時活化，例如當我們想到自己的事或是菸癮發作時。事實上，梅森的團隊發現胡思亂想的頻率與這兩處大腦區域活動有直接相關性；幾乎在同一時間，丹尼爾·韋斯曼（Daniel Weissman）的研究團隊發現，失去注意力跟這些大腦區域活動增加有關聯[10]。我們一分心、做起了白日夢，或開始思考接下來這一天的待辦工作，然後這些腦區便亮了起來。

內側前額葉皮質和後扣帶回皮質形成了所謂預設模式網路（Default mode network, DMN），預設模式網路的確切功能仍有爭議，但因為它在自我參照過程中的突出性，我們還是可以將它的功能視為一種「自我」網路，將自己跟內在還有外在世界連結。舉例來說，回想自己在某種特定情境下的記憶、從兩輛車中選一輛購買，或者決定用哪個形容詞來描述自己，都可以啟動 DMN，就因為這些想法都跟我有共同點：一個是**我的記憶**，另一個是**我來決定**。

這聽起來有些複雜，因此了解一下關於這個網路的發現過程會有助我們理解。DMN 是二〇〇〇年左右由聖路易斯（St. Louis）華盛頓大學的馬可斯·瑞契爾（Marc Raichle）團隊意外發現。之

　渴求的心靈：從香菸、手機到愛情，如何打破難以自拔的壞習慣？

所以會得到這無心插柳的結果，是因為一直以來他使用了一種他的研究團隊稱之為「休息狀態」作業方式，當成實驗中對照的基準點。在功能性核磁共振的研究中，會測量兩種狀態的血流相對變化。我們測量狀態Ａ中的大腦活動減掉狀態Ｂ（基準點）的活動，以得到相對值。由於每個人以及每天的大腦活動基準點都不同，所以這種做法有助於控制這些變因。瑞契爾的團隊用了一個很簡單的方法，幾乎所有人不用練習都可以做得到。這道指令是（目前還持續使用中）：「躺平，什麼也別做。」──這就當作是休息狀態、基準點。

當科學家開始觀察網路連結度，也就是腦區可以被活化與去活化的程度，神祕的現象發生了。有個假設是，如果不同區域的活化現象有著高度同步性的話，它們很有可能是「功能性耦合」（functional coupled），這就好像是在彼此溝通，而不只是與其他腦區互相配合。瑞契爾的團隊一再發現，內側前額葉皮質和後扣帶回皮質（還有其他的區域）在休息狀態時好像在彼此對話，但我們休息的時候應該不會做任何事，不是嗎？這是個大哉問。身為一個嚴謹的科學家，瑞契爾一再重複進行他的實驗與分析，他壓著這些資料好幾年，才終於在二○○一年發表了第一份研究報告，稱為「內側前額葉皮質與自我參照心智活動：與大腦預設模式功能的相關性」[11]。

101

接下來幾年內，愈來愈多的研究報告發表如同梅森及韋斯曼所做的研究一樣，皆顯示了腦區功能的相關性，並且暗示了預設模式網路、自我參照過程，與胡思亂想之間的連結。基林斯沃思的研究顯示我們幾乎大半天都在做白日夢，也正好符合這種說法──如

果我們被預設的行動就是做白日夢，那「預設模式網路」正恰如其名。瑞契爾的開創性論文發表十年後，美國麻省理工學院（MIT）的一位神經科學家，蘇‧威菲路 - 加布里埃利（Sue Whitfield-Gabrieli）完成了最後一塊拼圖[12]，她設計了一個簡單且精確的實驗：她讓受試者明確地進行自我參照的測試（看著一堆形容詞後，決定哪些可以拿來描述自己）以及休息狀態的任務（不做任何事情）；相較於使用休息狀態作為基準點，她直接比較這兩者並發現：實際上這兩者都會啟動內側前額葉皮質和後扣帶回皮質。這研究看似乏味且無聊，但在神經科學中，直接比較性實驗及再現性實驗難能可貴。還記得創新與多巴胺嗎？或許對於科學家與編輯們來說，審查提交上來準備出版的論文並不如宣稱有新發現的研究來得興奮。

102 當威菲路‧加布里埃利提出自我參照思考與 DMN 的活動性之間的相關性時，我的實驗室當時也在研究資深靜觀者的大腦狀態是怎麼一回事。我已經在臨床試驗中看到了許多顯著結果，接著我們想明白靜坐是否影響又是如何影響腦中活動。我們從對照新手靜觀者與資深靜觀者的腦內活動，資深靜觀者平均練習超過一萬小時，而新手靜觀修行者則是在接受功能性核磁共振掃描的早上，由我們教導他們三種靜觀方式。

我們教導新手靜觀修行者三種最常見、最廣為人知的正式靜觀方式：

1. 覺察呼吸：將注意力放在呼吸上，當意念跑掉時把它拉回來。
2. 慈心祝福：回想起你真心祝福某人的經驗，以這種感覺為焦點，

一再地重複自己挑選的祝福金句，默默祝禱著萬物。例如：願萬物快樂，願萬物健康，願萬物平安遠離傷害。

3. 無選擇覺察：專注於覺察中來訪的任何事物，不管是想法、情緒或是身體感覺，單純地跟隨它，直到其他事物進到你的覺察當中，不用努力試著堅持住或是改變它。當其他事物進到你的覺察中，只要專注於它直到下一個事物的來臨。

為什麼是這三種靜觀方式？我們想要了解這三者的共通點，希望結果能夠帶來一點線索，讓我們發現一些有普遍性的、放諸不同靜修與宗教社群中皆準的大腦模式。

我們分析了這些資料，興奮地期待著可能在資深靜觀者中發現活動以某種形式增加，畢竟在靜觀時，他們**確實是在做**某些事情，而靜觀並不是在休息，遠遠不是，或者我們以為不是。在觀察過整

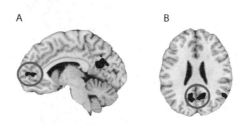

靜觀時預設模式網路的非活動狀態

A. 靜觀時，資深靜觀者顯示出內側前額葉皮質（從頭側邊看的視角，畫圈處）和後扣帶回皮質（PCC）活動下降。

B. 由另一個視角看 PCC（從頭頂往下看，畫圈處）。

圖像重製自 J. A. Brewer et al., "Meditation Experience Is Associated with Differences in Default Mode Network Activity and Connectivity," Proceedings of the National Academy of Sciences 108, no. 50 (2011): 20254–59

個大腦的活動後，我們並沒有發現任何一個區域能顯示資深靜觀者高於新手靜觀者的活動度。我們抓了抓腦袋再看了一次，還是沒有發現任何不同。

然後我們開始看看大腦是不是有任何區域顯示資深靜觀者比新手活動相對降低的地方，賓果！我們發現四個地方，其中兩個就是內側前額葉皮質和後扣帶回皮質，也就是 DMN 的中心集散地。許多大腦周邊區域與它們相連[13]，它們就像中樞城市一樣，連接著來自全國各地各大航空公司的航班。我們的結果顯示了這些大腦區域參與活動並不是巧合。

（大腦中）集合腦中心

跟隨瑞契爾的腳步，我希望能對我們的發現謹慎以待，更重要的是，我希望再現實驗結果，以確保這些發現並不是統計歪打正著，或只是這一小群靜觀者的結果（每組各有十二人）。我們預計招募更多有經驗的靜觀者，同時我開始聯繫我的同事西里奧斯・帕帕迪梅崔斯（Xenios Papademetris），希望可以不只是又做出一次再現實驗。

西里奧斯在二〇〇〇年拿到耶魯大學電機工程博士學位後，近十年期間都在研發創新方法改善醫療影像。當我遇到他時，他正研發出一整套生物影像系統，開放給研究者進行並分析腦波記錄儀（electroencephalography, EEG）和功能性核磁共振的資料；西里奧斯與一位高大又謙遜的研究生，達斯汀・沙伊諾斯特（Dustin Scheinost）合作加速開發過程，讓研究者與受試者可以即時看到功

渴求的心靈：從香菸、手機到愛情，如何打破難以自拔的壞習慣？

能性核磁共振的資料。他們當時正在建造一台全世界最昂貴的神經回饋系統，可以讓人看到自己的腦內活動，且立即得到回饋。這系統物超所值，從功能性核磁共振掃描所測得的神經回饋，提供了前所未有的空間精確度，不像腦波記錄儀只能進到皮膚的深度，而西里奧斯的設定甚至可以定位腦中任何一個像**花生米般大小**的回饋訊號。

我在功能性核磁共振器中進行靜觀，測試西里奧斯以及達斯汀的即時功能性核磁共振神經回饋系統，同時看著我的後扣帶回皮質（PCC）活動圖像。基本上，我是背躺在核磁共振機器內，睜著眼睛靜觀，看著代表我腦內活動的柱狀圖每一秒的變化；我透過靜觀並專注在某樣事物，例如我的呼吸，然後過一小段時間查看圖像，看看它如何與我的經驗一致，然後再度回到靜觀當中；既然腦內活動是基準點的相對測量值，我們設計了一道程序我看著機器內的螢幕上閃現著形容詞的動畫三十秒，類似於威菲路 - 加布里埃利所設計的實驗。三十秒後，柱狀圖會開始顯示我的 PCC 活動是上升還是下降。

105

隨著機器測量我的腦內活動以及更新結果，每兩秒就會有一塊新的柱形接續前一塊出現。雖然功能性核磁共振測量腦內活動的訊號會有些許延遲，但整體來說過程進行得出奇的好，我可以即時將自己對於靜觀的主觀感受與實質上的大腦活動連結起來。

106

我們的新玩意兒經過幾輪先導性測試之後，我們設計了與上次類似的第二次靜觀實驗：受試者被要求專注在他們的呼吸做為靜觀的主要錨點，但這次我們要他們一邊靜觀、一邊接受即時功能性核磁共振神經回饋檢測：眼睛睜開，對於他們的呼吸有所覺察，不

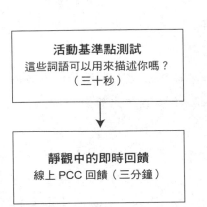

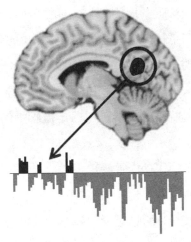

活動基準點測試
這些詞語可以用來描述你嗎？
（三十秒）

↓

靜觀中的即時回饋
線上 PCC 回饋（三分鐘）

神經回饋標準化示意圖

在開始靜觀即時回饋前，會先進行一次活動基準點測試。靜觀過程中，PCC 訊號的比例變化（針對整體大腦活動修正過）會被計算出來且以柱狀圖即時呈現。圖像重製自《紐約科學學院年報》（*Annals of the New York Academy of Sciences 1307*, no. 1 (2014): 19–27）中的文章〈後扣帶回皮質作為靜觀的可能機制性目標：從神經成像中得到的發現〉（The Posterior Cingulate Cortex as a Plausible Mechanistic Target of Meditation: Findings from Neuroimaging），已徵得作者 J.A. 布魯爾（J. A. Brewer）與 K.A. 蓋瑞森（K. A. Garrison）同意。

時確認圖表，了解他們的大腦活動與覺察自己的呼吸有什麼緊密關聯。透過這種方式，我們可以更密切地連結參與者的主觀經驗與大腦活動。之前我們必須等到每一輪結束後才能問話，通常是詢問他們參與者靜觀時的經驗，例如：當他們集中於自己的呼吸時，專心或分心的程度有多少，而且我們沒有辦法即時分析他們的資料，更不用說向他們展示他們的大腦活動了。短短五分鐘，分分秒秒都有狀況發生，當我們計算平均大腦訊號時，這些狀況全都混成一團，

　　渴求的心靈：從香菸、手機到愛情，如何打破難以自拔的壞習慣？

通常要在蒐集完最後一個受試者資料好幾個月後，計算才會完成。我們想知道我們是否可以更大幅精確地掌握到在特定時間發生了什麼狀況。大腦在某個特定時間點上有多活躍呢？我們進入稱為「神經現象學」（neurophenomenology）的研究領域，探索瞬間的主觀經驗與大腦活動的關聯，我們正位於認知神經科學領域的未知範疇內。

接下來兩年可以說是我職涯中最有趣且興奮的時刻，我們幾乎從參與神經回饋實驗的所有人身上學到某些東西，不管是資深還是新手靜觀者。透過專注在從 PCC 得到的回饋訊號（我們設定成同一時間只從單一區域得到回饋），我們可以從即時回饋中實際發現，新手與有資深靜觀者在大腦活動上有著極大的差異。例如，我們可以看到新手靜觀者的 PCC 活動有許多的變化，而他們也會立即報告：「沒錯，我的腦袋已經不知道跑到什麼地方去了，就像你看到的這邊、這邊、跟那邊（指向圖表上特定的幾個點）。」

資深靜觀者不熟悉於一邊進行他們平常的練習、一邊看著自己的大腦活動，剛開始得先練習如何邊看圖像邊靜觀，而這並不是平常我們靜觀時觀察心智活動的方式。例如，我們一開始可以看到柱狀圖持續往上，因為自己大腦活動的示意圖（見下頁第一張圖）很容易令人分心且具有極大誘惑，他們需要調整適應。

當他們進入更深層的靜觀，不會試著去看著圖像時，柱形便會持續不斷往下。你可以想像一下他們的心情：有個東西在眼前顯示出在他們數十年來日復一日的練習中，大腦是如何反應，他們卻得持續專注在呼吸上。

資深靜觀者在其他輪的測試中，會呈現出一段長時間的 PCC

此為資深靜觀者試著在靜觀時，即時觀看自己的腦內活動變化圖像。相對於活動基準點（決定特定形容詞能否用來描述自己），水平線上的黑色柱形代表 PCC 活動增加，水平線下的灰色柱形代表 PCC 活動減少。每個柱形代表兩秒的測量值。（取自賈德森·布魯爾的實驗室）

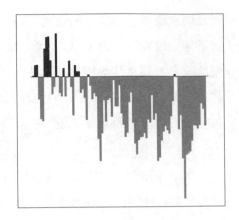

活動下降，接著會突然出現一個大突起後再度下降。他們提到這段時間的靜觀原本進行得很順利，但就在他們看了一眼圖像，心裡想著「哇！我怎麼這麼厲害」，這次中斷就會導致大腦活動大幅增加。

Box 2

此圖為資深靜觀者接受神經回饋時的 PCC 活動。

黑色代表腦內活動增加，灰色代表活動減少。數字則對應他在該輪結束後立即回應的主觀經驗感受。（取自賈德森·布魯爾的實驗室）

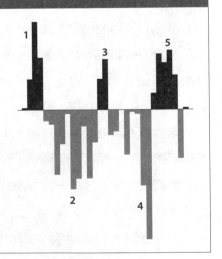

渴求的心靈：從香菸、手機到愛情，如何打破難以自拔的壞習慣？

Box 2（續）

以下例子是一位資深靜觀者進行一次短暫的一分鐘靜觀練習，同時觀察自己的大腦活動（PCC），這一輪結束後，他立刻對照圖像變化回報過程中的主觀經驗。

1. 剛開始的時候，我發現我有點在猜什麼時候這些詞句會結束（活動基準點測試），然後什麼時候要開始靜觀。所以我有點像嘗試著變成「好，預備，開始！」的狀態，接著又有一個新的詞句跳出來，我就暗罵「噢，媽的！」，所以你們會看到有個（黑色）突起跑出來……

2. ……然後我立刻安定下來，確實進到靜觀裡面……（第一輪灰色）

3. ……接著我想「天哪，這也太神奇了吧！」（第二個黑色突起）

4. ……我想「好吧，等等，不要分心了」，然後回到靜觀中，灰色就又出現了……（第二輪灰色）

5. 「天哪，這真的令人難以置信！這顯示的正是我心智的反應」，然後（黑色）又來一次……（最後一小段黑色）

我們發現那些大腦活動類似於資深靜觀者的新手們，像是擁有一種天賦，可以專注在此時此刻，不陷入自己的故事當中；他們可以穩定地使 PCC 活動下降。基於同樣的原因，我們發現某些資深靜觀者的大腦模式較符合我們對新手的觀察：他們時時刻刻的大腦活動也較為混亂。最有趣的是，不管是新手或有經驗的靜觀者，都

說他們從這次經驗中學到了些許東西，縱使這實驗**並非**設定成一種學習課程。它實際上只是用於證實我們之前的結果，證明 PCC 活動的降低確實與靜觀有關。

舉例來說，許多新手靜觀者的大腦活動在前三輪時，顯示出 PCC 活動大量增加（每一次持續三分鐘，共九分鐘），突然間下一輪他們的大腦會顯示出活動大幅下降，其中一位新手說他「特別專注在身體感覺，而不是想著吸氣跟吐氣」，另一位說那次的大幅下降會跟感覺「更輕鬆，像是不會抵抗著避免胡思亂想」有關。

這些人利用了大腦回饋來修正靜觀方式，類似洛洛‧瓊斯因為拚過頭及緊繃而把自己絆倒一樣，我們的受試者利用即時影像發現，陷入了**努力嘗試**靜坐的念頭是什麼狀態。稍早之前，我們還沒有將這樣的努力嘗試（也可以說，是他們覺察能力的品質或態度）納入實驗模型的考量因素中，這些結論讓我們有新的觀點來了解我們是如何把靜觀給概念化。

我們進行了很多對照組實驗，確保受試者沒有自己騙自己：輕易就相信一台看起來很酷炫的機器，而非自己的經驗；我們還確認了一件事情，那就是資深靜觀者可以**根據需要**操作他們的 PCC 活動，讓他們可以在被提示時收縮「心靈肌肉」。

蒐集完這些令人驚奇的神經現象學資料後，我們將這些資料交給了布朗大學的同事，凱西‧克爾（Cathy Kerr）以及跟她一起工作的碩士生胡安‧桑托約（Juan Santoyo）；胡安對我們的測試方法與目標毫不知情，他對於我們假設靜觀會降低 PCC 的活動一無所知，所以他是轉譯謄寫主觀經驗內容的最佳人選，標示出在某一輪的某個時間點發生什麼事情，然後將它們分類成「專注」、「觀

察感官體驗」、「分心」等等。分類完受試者的主觀經驗後，胡安可以利用這些時間標籤來排列出他們的體驗感受以及腦內活動。

結論

這個實驗的結論有兩點。第一點是他們從更多的參與者中，確認了之前研究所發現有關 PCC 活動的觀點：當人們專注時 PCC 活動會下降（在這個案例中是進行靜觀）；當人們分心或是胡思亂想時會上升，就跟梅森以及韋斯曼的研究發現的一樣。這樣的「正向控制」完美地將我們的範例與先前的研究連結起來，不過關於靜觀與 PCC 活動，這並沒有告訴我們任何特別的新觀點。

接下來第二點令人驚奇的結論出現了，胡安的分類中其中一項稱為「控制」：試圖控制自己的經驗感受，這項活動會與 PCC 活動增加連動，而另一項被標註為「無作為」，則與 PCC 活動下降有關。總而言之，這些資料顯示主觀經驗的模式會與 PCC 活動連動——不是對事物的認知感受，而是**我們如何與事物間形成連結**。就某種意義而言，如果我們試圖控制某些狀況（或者是我們自己的生活），就必須得努力**做**一些事情來獲得想要的結果；相反地，我們可以徜徉在一種與事物共舞的態度中，只要單純地**接納**情況的發展變化，而非用力追求或抵抗，我們就能走出屬於自己的道路，並安身於時時刻刻的覺察當中。

資料彙整完成後，我聯絡威菲路‧加布里埃利醫師尋求第二意見。我們一致認同資深靜觀者比新手更不容易陷入胡思亂想當中，這點很合理。這層面的經驗之前有被報導過了嗎？我們一起合作，

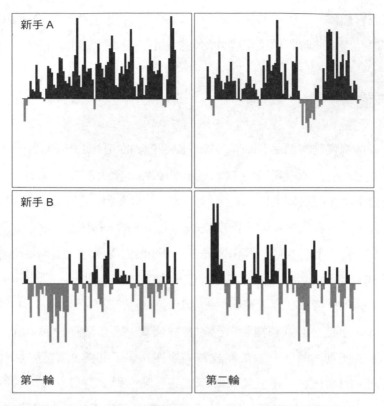

新手 A

新手 B

第一輪　　　　　　　　　　第二輪

新手靜觀者透過即時功能性核磁共振神經回饋後，學習到靜觀的細微之處，而顯現出 PCC 活動下降。受試者睜開眼睛進行靜觀，PCC 活動則以三分鐘一個區塊來呈現。相較於基準點 PCC 活動增加以黑色柱形表示，活動減少則以灰色柱形表示；受試者在每一輪結束後回報個人經驗感受。

尋找所有我們找得到、有關 PCC 活動的已發表文獻。我與另一位博士後研究員，凱蒂・蓋瑞絲（Katie Garrison）一起整理文獻，蒐集大量報導了有關 PCC 活動變化的文章，不管是測試或是理論都有。

最後我們列出一長串而且看起來是大雜燴的名單，包括瑞契爾

　　渴求的心靈：從香菸、手機到愛情，如何打破難以自拔的壞習慣？

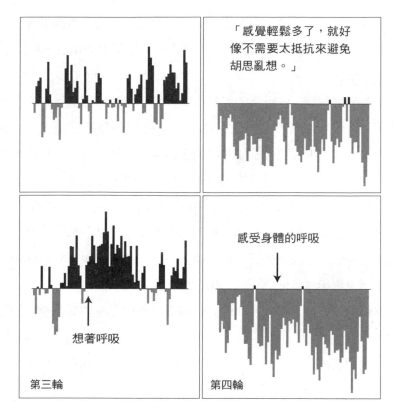

「感覺輕鬆多了，就好像不需要太抵抗來避免胡思亂想。」

想著呼吸

第三輪

感受身體的呼吸

第四輪

圖像重製自《紐約科學學院年報》（*Annals of the New York Academy of Sciences 1307*, no. 1 (2014): 19–27）中的文章〈後扣帶回皮質作為靜觀的可能機制性目標：從神經成像中得到的發現〉（The Posterior Cingulate Cortex as a Plausible Mechanistic Target of Meditation: Findings from Neuroimaging），已徵得作者 J.A. 布魯爾（J. A. Brewer） 與 K.A. 蓋瑞森（K. A. Garrison）同意。

的休息狀態、梅森的胡思亂想，以及其他跟自我參照有關的文章。但我們也同時看到了一些研究顯示在其他狀況中 PCC 活動會增加，例如選擇正當化（喜歡上自己做出的選擇）、強迫症、情緒過程（包含憂鬱個案的反芻性思考）、罪惡感、誘發出的不道德行為

以及渴求。記得（第二章中提到）謝爾曼以及他的同事測量青少年觀看 IG 動態牆時的腦內活動嗎？他們的照片有更多讚時，PCC 活動也會增加。

　　要怎麼解釋這些研究的差異性？經過一番腦力激盪後，我們決定套用「奧卡姆剃刀」（Occam's razor），這是個哲學上、或可說是科學上的法則，意思是如非必要，理論不該被複雜化。科學上來說，這表示如果我們可以用最單純的理論解釋某種現象，就不要用複雜的理論。所以未知的現象套用此理論的話，我們必須先看已知的數量或事件。根據此精神，我們思索是不是有某些概念存在於我們的資料以及之前發表過的研究中。我們將神經現象學資料庫中的所知所學應用到其他的研究上後，歸結出最簡約的解釋，發現與洛洛絆倒的原因是一樣的。我們的資料直接指向某些與經驗相關的事物。

　　與預設模式網路相關的大腦研究或許顯示出在我們日常生活十分重要的一件事，我們可以開始特別注意：那就是我們會陷入自身經驗的拉扯當中。在我靜觀靜修時，我真的竭盡全力與成癮性思考抗爭，並且試圖要推開它；如果我們習慣於這種特定的思考模式，甚至上了癮，那不管是單純的白日夢或者是複雜的反芻式反應，都會讓我們難以從 —— 如同我的酒癮病人最喜歡講的 ——「爛臭思考」中脫身。我們的大腦資料拚上了最重要的一塊拼圖：我們的思考、感受以及行為**造就了我們**。一個想法原本不過是腦海裡的一個詞語或是一幅畫面而已，接著我們覺得它真是太讚了、太刺激了，於是腦子便甩不開它。除非我們被吸進去，否則渴求就只是一種渴求。

一切的不同，取決於我們如何與思考及感受連結。

靜觀者訓練自己注意這些經驗，而不要陷入其中：亦即單純地明白它們的本質，不要當成是個人問題。PCC 透過獎勵導向學習將自己與自身經驗連結。經由心靈與身體的牽引，我們可能可以學習到**我們**在思考，**我們**有了渴求，並藉由這些連結，我們與自己的思考與感受建立起強烈關聯。我們學會透過特定的眼鏡一次又一次地觀看這世界，到了最後我們就會以這副眼鏡來看自己。自我本身並不是個問題，因為每天早上起床記得自己是誰，是件好事；問題在於我們在自己的人生小劇場裡陷得有多深，以及當狀況發生時（不管好壞），我們把它想成是個人際遇的程度又有多少。不管我們迷失在白日夢中、在反芻思考中還是在渴求中，身體跟心靈都會感受到些許的緊繃、狹隘、顫抖，或直接停止運作。不管它是興奮還是恐懼，都有辦法，都有辦法引我們上鉤。

116

註釋

1　原註：本章開頭內容引用自艾克哈特‧托勒對於思考的觀察，發表於 Youtube，影片連結如下：
　　https://www.youtube.com/watch?v=YtKciyNpEs8

2　原註：傳統上，此做法於教學醫院中被認為是一種必經過程，或是一種偽裝為教學、較為溫和的欺侮儀式。通常教授或住院醫師會當著團隊中所有醫師與學生的面，詢問某位醫學生，有關稍早查房時所看到病人的診斷或知識；理論上，這樣的詢問為的是要考驗（以及傳播）知識，但醫學生所擁有的知識和教授相比幾乎趨近於零，因此這對學生而言充滿壓力，到最後總以屈辱結束。醫學生時期，我跟我朋友在圖書館或吃午餐碰面時，總會分享我們的血淚戰鬥史：「你今天有被電嗎？噢，好慘。」

3　譯註：美國醫學院類似台灣後醫體系，必須大學畢業後才能報考，且需修習完特定科目。

4　原註：K. Spain, "T-Pin Beijing: Lolo Jones' Hopes of Gold Medal Clipped by Fall," *New Orleans Times-Picayune*, August 19, 2008, http://blog.nola.com/tpsports/2008/08/lolo_jones_hopes_of_gold_medal.html.

5　原註：S. Gregory, "Lolo's No Choke," *Time*, July 19, 2012, http://olympics.time.com/2012/07/19/lolo-jones-olympic-hurdler.

6 原註：S. Nolen-Hoeksema, B. E. Wisco, and S. Lyubomirsky, "Rethinking Rumination," *Perspectives on Psychological Science* 3, no. 5 (2008): 400–424.

7 原註：R. N. Davis and S. Nolen-Hoeksema, "Cognitive Inflexibility among Ruminators and Nonruminators," *Cognitive Therapy and Research* 24, no. 6 (2000): 699–711.

8 原註：Y. Millgram et al., "Sad as a Matter of Choice? Emotion-Regulation Goals in Depression," *Psychological Science* 2015: 1–13.

9 原註：M. F. Mason et al., "Wandering Minds: The Default Network and Stimulus-Independent Thought," *Science* 315, no. 5810 (2007): 393–95.

10 原註：D. H. Weissman et al., "The Neural Bases of Momentary Lapses in Attention," *Nature Neuroscience* 9, no. 7 (2006): 971–78.

11 原註：D. A. Gusnard et al., "Medial Prefrontal Cortex and Self-Referential Mental Activity: Relation to a Default Mode of Brain Function," *Proceedings of the National Academy of Sciences* 98, no. 7 (2001): 4259–264.

12 原註：S. Whitfield-Gabrieli et al., "Associations and Dissociations between Default and Self-Reference Networks in the Human Brain," *NeuroImage* 55, no. 1 (2011): 225–32.

13 原註：J. A. Brewer et al., "Meditation Experience Is Associated with Differences in Default Mode Network Activity and Connectivity," *Proceedings of the National Academy of Sciences* 108, no. 50 (2011): 20254–59.

為愛上癮

愛情如死之堅強，

嫉恨如陰間之殘忍；

所發的電光是火焰的電光，

是耶和華的烈焰。

　　　　──舊約聖經雅歌第八章第六節

　　　　　　（新標準修訂譯本）

117

科學界曾有過一段難得一見的輕鬆時光，史丹佛大學（Stanford University）的研究學者們贊助了一項名為「愛情競賽」的實驗。他們利用功能性核磁共振儀器來掃描參賽者，這些人在精神上各自為某位特別的人深深著迷。這競賽是要看看誰最能活化大腦的獎勵中樞，主要掃描區域則為依核，參賽者有五分鐘的時間「竭盡所能地愛著某個人」。為什麼研究人員會如此重視與成癮症狀相關的獎勵中樞呢？

我的化學羅曼史

大學畢業後的那年夏天，我與我剛成為未婚妻的女朋友一起到科羅拉多州（Colorado）前往為期一週的背包客旅行。在開車回美國東岸（East Coast）的路上，我們停在聖路易斯，這裡是我們倆決定一起開始醫學院學業以及度過餘生的地方。就在我們簽下公寓（兩戶彼此相隔幾個門的距離）租約不過一小時之內，我們分手了。

「瑪莉」與我在普林斯頓大二的時候開始交往，當時的我們度過了可說是經典大學浪漫愛情故事的時光。我們兩個都是認真的音樂家，一起在管弦樂團中表演（她吹長笛，我拉小提琴）；她唸化學工程，我則是化學系，我們一起唸書、一起吃飯、一起社交。我們吵過不少次架，但很快就復合，我們彼此愛著對方。

大學後期，我們兩個都申請了許多醫學博士計畫（MD-PhD programs），計畫名單可列出一長串。「醫療科學家訓練計畫」（The Medical Scientist Training Program）正如命名，這個計畫提供

機會給想要同時照顧病人並進行醫學研究的人，讓他們能夠以密集、快速的步調拿到雙學位。而最讓人心動的是，參與這項計畫完全免費！所有錄取的學生都可以透過聯邦補助金支付學費，甚至還可以獲得一筆小額的生活津貼，而這也意味著計畫沒多少名額，競爭勢必非常激烈。那個秋天，我與瑪莉焦急地等待回音，看是我們之一或是兩人獲邀進入面試階段——並且是否在同一機構研究。我的室友之一也在申請醫學博士計畫，還有一人則在求職。我會把拒絕信件貼在宿舍牆上，然後我們會輪流在別人的信件上寫下備註來紓壓，比如說「PS：你爛透了！」、「衝吧！美國隊！」（隔年夏天正好是一九九六年亞特蘭大奧林匹克運動會），以及任何我們想到的各式各樣無厘頭的吐槽。

十二月，我與瑪莉都獲得聖路易斯華盛頓大學的錄取通知而欣喜若狂，由於該校的名聲以及學生對該校的支持，使得該校成為我們的前幾志願之一。而計畫行政人員對我們透露，招生委員會非常樂意錄取這對「可愛的年輕情侶」，並期待我們成為該大學的一份子。我們開始規劃兩人共度餘生、在學醫之路上彼此扶持的未來展望。在實驗室中度過漫長的一天後，我們會輪流回到對方的家，一邊暢飲紅酒，一邊幫對方解決科學問題，一切完美無暇。

那年寒假我樂不可支，我的大腦不斷模擬著未來我們一同生活的景象，不管怎麼想，未來就是一片飛黃騰達、幸福無邊，所以我決定採取勢在必行的下一步：向她求婚。我買了戒指回到校園，接著設計求婚場景。為了符合我的願景，我的計畫非同凡響！

我安排好了所有我們前兩年相處時熟悉的重要人士、地點以及各種事物，然後設置了各種尋寶活動，為此她得依循線索在校園

裡東奔西跑，每當她到達新地點，就會碰到某個我們的共同好友或敬重的教授交給她一朵玫瑰花以及一個信封袋，每個信封袋裝了一些拼圖；在尋寶任務的最後，所有拼圖可以被組合起來拼成「你要 e-mail 給我嗎？」（Will you e-mail me?）這聽起來很蠢（當然也確實是），但電子郵件當時才剛開始啟用，所以我非常興奮地把它當成最後的線索。她會讀到一封由我最好的高中同學寄給她的信，要她到全校園中最高的數學大樓頂樓，那裡有漂亮的三百六十度環景。一位已畢業的學長給了我一把大樓的公用鑰匙；那裡先前主要為娛樂用地，禁止學生單獨前往。我與瑪莉早就偷溜進去過幾次，我想那是求婚的絕佳地點。我室友會假扮成服務生進來，在我們最愛的餐廳中為我們送上晚餐的餐點。

在一個美好、冷冽但清澈的冬日裡，這項計畫順利執行完畢。我所有的朋友及教授漂亮地達成使命，他們就跟我一樣投入。最後在大樓頂樓時，她說了我願意，然後我們看著普林斯頓的日落，為那天傍晚畫下句點。六個月後，在聖路易斯的一個溫暖夏日黃昏，我們分手了。

為什麼我要分享這麼多？記得我在耶魯大學的戒菸團體中提到「我有不少『癮頭』」（包括上一章我們探討過的思考行為）嗎？當時我可能還看不清，現在我不妨面對它：我為愛上了癮。

回想上一次所展開的那段浪漫戀愛，當你為了兩人間的初吻而傾身時，內心忐忑不安是什麼感受？美好到想再來一個吻？隨著浪漫的戀情加溫，你充滿了能量，生命看似多采多姿，你會一再對自願傾聽的親友說，你的對象有多棒多棒，你沒辦法把對方從腦袋甩出去，而你也等不及收到下一封簡訊、下一通來電，或是下一場

約會邀請。朋友們可能會說你已經愛到如癡如醉，就像其他癮頭嚴重時的情況一樣，愛到痴狂也有副作用：當你的對象並沒有依約來電，煩躁感便隨之而來，或者對方只要離開幾天，你就感到鬱悶難過。

如果從獎勵導向學習的觀點來看我的大學羅曼史，那拼圖的碎片就開始拼得起來了。我再次不自覺誘惑自己，深化了我的主觀偏見，認定她就是真命天女。我淡化了我們之間宗教信仰上的極大差異。瑪莉是虔誠的天主教徒，而我將其視為學習新事物的機會（諷刺的是，我現在很開心地與虔誠天主教徒結了婚）；我們從來沒討論過關於小孩的事，因為我們想總是會有辦法的；我們曾在公開場合爆發爭吵（坐在這一想起過去某些場景，我仍感覺很難為情），但誰不會吵架？當我徵求她父親的同意，希望他把女兒嫁給我時，他說他覺得我們都還太年輕（但是他還是答應了我們），我也偷聽到瓊斯教授跟另一個學生說了同樣的話，但他們對我們的關係又了解多少？我的其中一位研究生好友離過婚，拜託我千萬不要重蹈覆轍，他已經可以預見我們會風波不斷，我還為此氣呼呼地跟他冷戰了幾星期。

當時的我熱情洋溢，而且，沒錯，還感到無所畏懼，以至於忽略了我的駕駛艙儀表板上的所有訊號。這架飛機並不是沒油，也不是快要墜機，而是我給它加滿了名叫浪漫的油。這是真的，我用破裂的煙管抽著名叫愛情的菸。儘管我花了六個月的時間醒悟，但我在我們的訂婚日還安排了最後一次狂歡。來看看我怎麼安排了這一整套驚喜：興奮與期待一個接著一個來。

浪漫的愛情並沒有錯，在現代社會中，浪漫就和思考與計畫一

樣，有助人類生存繁衍。只是當我們完全深陷其中，且事情失去控制時，我們便玉石俱焚。這可能是另一個我們不知道該如何解讀自己壓力羅盤的例子：多巴胺帶領我們走向危險，而非遠離。

當個愛情大贏家

神經科學家以及心理學家數十年來一直嘗試著釐清浪漫愛情中的成分。愛情剛開始的階段跟幸福感（euphoria）有關，亦即將全付心力放在另一半（情感依存的對象）身上且念念不忘，甚至「渴求與心愛的人情感上能密切結合」[1]。數千年以前所描述的羅曼史中，就常包含著獎勵導向的殘影，舉例來說，聖經雅歌（Song of Songs）中的講者驚嘆道「你的愛情比酒更美」（4:10）；生物人類學家海倫・費雪（Helen Fisher）在她的 TED 演講中，朗誦了一首詩，這首詩是由一位來自南阿拉斯加（Southern Alaska）匿名的夸夸嘉夸印地安人（Kwakiutl Indian）在一八九六年口述給傳教士的詩：「**愛你的痛苦，蔓延全身如火燒灼；對你的愛火，燒灼全身痛苦難抑；對你的愛伴隨之苦似水，將沸將滿，遭愛情的烈焰吞噬。你的愛語，我不曾忘記；你的愛情，我時時惦記；你的愛情，讓我分崩離析，痛苦無盡。妳，帶著我的愛情，要往何去？**」[23]

這不管怎麼聽都是成癮症狀！費雪召集了一組人馬，其中有心理學家阿瑟・亞倫（Arthur Aron）以及其他研究者，特別針對愛情是否與成癮性藥物如酒精、古柯鹼，以及海洛因一樣，會刺激同樣的腦區，包括所謂的腹側被蓋區（ventral tegmental area），也就是獎勵迴圈中多巴胺的來源。他們從訪談參與者開始，詢問他

們一段戀愛持續的時間、強度和範圍。參與者接著填寫戀愛激情量表（Passionate Love Scale），裡面會有一些敘述如「對我而言，X是獨一無二的伴侶」以及「有時候我無法控制自己沉迷於X的思緒」，這個量表被視為量化這種複雜情緒的一種可靠方法。

　　當參與者經確認是真的在熱戀中，研究人員會請他們進入功能性核磁共振掃描儀器中，接著給他們看著戀人的照片（「活化」條件），以及與其同性別的友人照片（「對照」條件），然後測量他們的大腦活動度。要記得，由於大腦活動度沒有絕對的測量方式（也就是說，沒有類似「溫度計」的工具能讓我們用來依據特定的數值為所有人排序），因此功能性核磁共振儀器的目地在於檢測某種狀態活動度的相對上升或下降，所以才需要設定對照條件（基準點）。而且要克制浪漫愛情中的強烈感受實在很難，因此在參與者沒看著心愛的人的照片時，研究人員便試著請他們做些無聊的數學題目好讓他們分心，這會促使他們的大腦活動度回到較為正常或是基準狀態。這樣轉移注意力的方式就像替心靈洗冷水澡一樣。

　　那麼，研究團隊有這樣的發現或許也不意外：大腦中多巴胺產區（腹側被蓋區）於回應浪漫愛情的感受時，活動度會上升。而受試者若對伴侶的吸引力有愈高的評價，這區域就會愈活化。這結果支持了愛情會活化大腦獎勵迴圈的預測，就像全世界無窮無盡表達愛情的作品──詩、藝術、歌曲──所要傳達的一樣，也像費雪所調侃的：「浪漫的愛情是地球上最容易上癮的物質之一。」

　　那誰贏了史丹佛的愛情競賽？是一位名為肯特（Kent）的七十五歲男士。他說他與妻子在一場相親中相遇的三天後，他們倆就互訂終生。在記錄這場競賽的短片中，肯特說：「當時我們瘋狂

123

地相愛，第一次見面後，其他的一切美好事物都僅像錦上添花」，他繼續說著，縱使「最初的熱情已開始趨緩」，「我還清楚地記著那感覺」，在影片結束時，他熱情擁抱了結褵五十年的妻子，讓他的真誠告白更加清楚動人[4]。

　　肯特這個例子讓我們明白，我們可以**感受**浪漫但不因此受困。再讓我們回到先前提及的亞倫、費雪，以及其他同事的研究，他們的團隊主要觀察後扣帶回皮質以及大腦獎勵中樞的活動度，而 PCC 則是腦區中與自我參照中有高度連結的區域；之前的章節討論過 PCC 的相對活動度上升可能是一個關於「我」的指標，這指標意味著人們把事情看成和自己關係密切，深陷其中。亞倫在研究中發現，一個人的戀愛關係**愈短**，PCC 的活性**愈強**。換句話說，當一個人的浪漫史剛開始或仍感新奇時，他的 PCC 還在升溫中；而一個人在感情中較微安頓了下來（粗略以時間來計算），他的 PCC 就會平靜許多。這發現會不會成為一道線索，可以用來解釋為什麼當一切正新鮮有趣，而且未來發展難以預料時，我們會沉迷於這段新感情或求愛過程的刺激快感中呢？當我們與新對象交往，我們可能會窮盡一切來吸引我們迷戀的對象，但那這一切**究竟**是為了誰？其實是為了我們自己。

　　幾年後的追蹤研究中，亞倫、費雪，以及他們的同事們運用了與之前研究相同的方式，但對象變成有長期伴侶的人們。這些人已經擁有十年以上的幸福婚姻，而且表示他們都還非常相愛。精彩的來了，研究者也測量了戀愛激情量表的其中一個子項目，看看大腦活動是如何對應浪漫情緒其中的一個特定面相：狂熱。而這些幸福依偎的愛侶們的大腦活動模式，是否和狂熱的青少年一樣，或是他

124

們更像是母親一樣呢？在其他團體所做的研究中，觀察到母親表現出獎勵迴圈的活化，但 PCC 活動度卻呈現**下降**[5]。

　　研究者們發現了什麼？他們在研究中發現，那些平均結婚已有二十一年、且表示現在仍擁有浪漫婚姻的志願者們，在熱情地想到自己的伴侶時，仍會啟動以多巴胺為基礎的獎勵迴圈（腹側被蓋區）。整體來說，參與者們也顯現出 PCC 的活性增加，然而這樣的活動度仍可與他們戀愛激情量表中的執著分數有所區分：當某人愈癡迷於他的伴侶時，他的 PCC 活動度就會愈高。就和費雪在 TED 演講時所描述，愛情就像一種成癮症狀：「你專情地愛著某人，你癡迷地想著他們，你渴求著他們，你扭曲了現實。」你、你、你，也就是我，我、我、我，有些人應該會同意，我們都有過同樣的經驗。交往初期，我們會觀察心儀的對象是不是適合我們，接著，如果在一段感情中，其中之一或是兩人都抱持著這種自我中心的想法，那過程可能就會不大順利；如果我們在地上插了個「我」的旗子，然後到處要這個討那個，那這段感情可能就會告吹。畢竟，成癮不是幫人家顧孩子或是拯救世界，成癮是一遍又一遍地捲入滿足自身慾望的漩渦。而癡迷的愛情與肯特為我們示範的「成熟」愛情間的差異，是否也暗示著其他類型的愛情也會表現出不同的大腦特徵？

你只需要愛

　　古希臘就有至少四種描述愛的詞彙：情愛（eros），意指親密或激情的愛；親愛（storge），親子之間的情感；友愛（philia），

朋友之間的感情；以及大愛（agape），拓展到對所有人的無私之愛。

前三種愛蠻直觀的，大愛就比較神祕了。舉例來說，大愛在基督教中是拿來表達上帝對祂的子民無條件的愛，這樣的愛是互相的，不管是上帝對人們的愛或者是人們對上帝的愛。為了嘗試捕捉該詞彙中無條件或無私的本質，拉丁文將大愛（agape）翻譯為明愛（caritas），而明愛就是英文中慈愛與慈善（charity）的字源。

這些不同概念的愛實際上代表什麼？身為一位科學家，過去的我一直無法理解愛是什麼。大學結束前，我確實經歷了浪漫愛情中的好與壞，以及醜陋的部分，那無私的愛到底是什麼？

當浪漫愛情分崩離析時，並不會出現童話故事般的結局，這人人都猜想得到；我與瑪莉分手也一樣。結果，醫學院才開始，我有了睡眠障礙的問題，這也是我人生的第一次。再加上瑪莉與我的住處只有幾門之遙，而且我們整天都在同間教室上課，這讓睡眠障礙的問題變得更為嚴重。由於我的人生似乎是場災難，於是課程開始前幾週，我拿起喬・卡巴金的《正念療癒力》閱讀，並於課程第一天開始聆聽靜觀的指導語，而這也開始了我人生的新章。

每天早上我會早起聆聽呼吸覺察練習的錄音帶，然後有些時候我會睡著；我持續勤奮不懈地練習了六個月，直到我可以維持清醒半小時。接著我開始在沉悶無聊的醫學院課堂中靜坐（幹嘛不呢？）。直到一兩年後，我開始理解，當我的腦中無時不刻都有著好幾條故事線交織穿梭時，靜觀如何幫助我不深陷其中（還記得對思考上癮嗎？）。我開始想：「嗯，這東西或許有效」，我找了一個當地的靜觀團體並加入他們每週一次的練習，聆聽老師的談話，

126

　　　渴求的心靈：從香菸、手機到愛情，如何打破難以自拔的壞習慣？

而且開始閱讀更多靜觀相關的書籍。

　　這些教導是有道理的，特別在更深化的練習後，我在家裡對這些教導也非常有感觸。不像一些我曾嘗試過以信念為基礎的傳統修練，靜觀很大一部分根基於經驗之上——在此我應該指出，有這樣的感受可能因為我本身不夠世故以及缺乏信仰經驗（我甚至連用來形容這類經驗的字眼都想不到），而不是指一般宗教上的缺點。根據記載，佛陀曾說過：「不要相信我說的，自己嘗試看看。」例如，焦慮時，我可以退一步並檢視我當下在想什麼，然後我發現自己某些過度放大的念頭，通常跟未來會發生的事有關，這些念頭會引發焦慮的情緒。

　　某天傍晚，我結束了半小時靜坐之後，團體帶領者開始談到慈心，或者稱為慈（巴利文為 metta），這是一種真心誠意希望人們平安健康，並始於自己、推廣及人、最後終於萬物的練習；這種形式的練習方式已經有幾千年的歷史。我遲疑了，我不管這些玩意兒是否在傳統上已行之有年，也不管慈心到底與我自導自演、**自討苦吃**有何關係？我在心裡天人交戰，說服自己這就是另一種專注力練習，同帶領者所說：說出那段話，看看自己的心飄到哪裡去了，然後再回到這段話語當中，沒什麼特別好玩的，就這樣。

　　經歷過好幾年的慈心練習後，我才開始慢慢體會到無私的愛到底是**什麼樣的感覺**。住院醫師訓練初期，我開始注意到當我練習時，胸口感受到的暖流，以及身體某種緊繃的放鬆。這不是每次都會發生，但有時候是如此。對於讓人興奮又緊繃的浪漫愛情，我再熟悉不過，而這種與之不同的感受可能就是**慈心**（metta）嗎？

　　住院醫師時期，我開始活用這個想法做了不少實驗。例如，當

我騎腳踏車上班時，若有人對我吼叫或是按喇叭，我肯定會感到非常緊繃。我注意到自己會進入一種奇怪的獎勵狀態：被按喇叭（刺激）、吼回去、比動作，或故意騎在汽車前面（行為），接著覺得義憤填膺（獎勵）。當我進醫院對其他醫師抱怨著這段口角時，可能還會帶著這股緊繃的義憤填膺感。

在我發現自己無法帶著真誠的笑容面對病人後，我開始嘗試著如果不對著車輛吼叫，而是相反地，把喇叭聲作為練習慈心的一種契機，那緊繃的感覺（以及態度）會有什麼變化？首先，我對自己說：「祝我愉快」，然後對駕駛說：「祝你愉快」，可以先讓那股義憤填膺以及伴隨而來的緊繃感中斷；很好，這有效；過了一小段時間，我發現自己可以帶著比較輕快的心情抵達工作地點，緊繃感不見了！這點醒了我，我其實不必等到有人對我按喇叭才練習祝福別人啊，我可以對著眼前的所有人做練習。我開始經常帶著正能量來上班，這東西就像沒有底限。

快轉到幾年後，我的團隊進行著即時功能性核磁共振神經回饋實驗時，如同上一章談到的，我時常得像隻天竺鼠一樣，爬進掃描器裡靜坐，然後我的研究生達斯汀操作裝置。我記得某次的實驗相當特別，當時我決定一邊看著大腦活動圖像（見右圖），一邊練習慈心。我先從祝福達斯汀以及在控制室裡的技術人員平安健康起頭，接著胸口便感受到一股暖流與一種開闊的感受，隨著溫暖的感覺加深，那股舒暢感也愈趨明顯，這是我能想到最好的形容；而這感受是如此自在、豐盈且溫暖。

我沒有刻意做什麼，它自己自然而然就發生了。這種感覺與我在浪漫中感受到的頭暈興奮的類型截然不同，它更開放，也沒有讓

128

129

　　　　渴求的心靈：從香菸、手機到愛情，如何打破難以自拔的壞習慣？

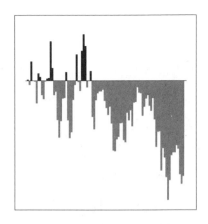

我在靜觀時的大腦

圖像顯示出在先導研究時，功能性核磁共振神經回饋儀器用來測量當我練習慈心時大腦中 PCC 的活動度。黑色代表著大腦活動度增加，灰色則代表著活動度減少。每一個柱形代表著為期兩秒的測量數值。練習在中間時加強（也是我大腦活動度冷卻下來的時候）。

我索求無度。在三分鐘的測試後，我抬頭看即時回饋顯示，並清楚看到大約三分之一的時間，我的 PCC 活動度減少了（對應到中間水平線以下的區域），並且在實驗結束時已經有顯著下降。

這結果實在太棒了，我們已經發表了一篇群體等級的分析，顯示平均而言，PCC 活動度在進行靜觀時會下降。但能親眼看到我自己的大腦活動度與我自己練習慈心時的經驗如此相互呼應時，仍是一個很特別的經驗，更何況慈心還是個我一開始覺得很愚蠢、而且還揮手拒絕的東西。

蒐集了更多關於新手以及資深靜觀者的資料後，我們發表了第一篇關於慈心靜觀時大腦活動度圖像變化的論文[6]。這些資料與之前我們所知的完全吻合，意即受困經驗中 PCC 所扮演的角色。資深靜觀者在掃描器裡面練習慈心後，一致地反映出與緊繃、興奮相反的感受：溫暖、開放等等。

我們的結果也為「愛的拼圖」補上了一塊碎片。之前的研究顯示出母親以及（不為愛著迷的）情人的 PCC 活性降低，而我們的

資料證實了「愛」並不一定會活化與自我中心相關的腦區。「愛」不一定都得與我們自己有關。事實上，如果我們試圖確保「愛」總是以我們為中心，那麼，我們可能會錯過「愛」所蘊含的廣闊且深刻的意義。

這個結果也跟亞倫與費雪的想法一致，上升的 PCC 活性將區別戀愛中，以及對戀愛「成癮」的差異。有趣的是，之前的研究（以及古柯鹼成癮研究）都顯示，浪漫的愛情會活化大腦獎勵路徑，然而在我們實驗中發現，大腦的獎勵路徑卻在慈心練習時出奇地平靜。無私的愛會不會有獨特的神經特徵？透過我的經驗，以及希臘人針對這種狀態所創造的獨特說法，都支持著這樣的想法；雖然這仍是初步的想法，但我們得到的實驗結果全都暗示了其正確性。

就是這麼剛好，我們探討慈心的論文就在情人節的前一天發表了。

註釋

1　原註：A. Aron et al., "Reward, Motivation, and Emotion Systems Associated with Early-Stage Intense Romantic Love," *Journal of Neurophysiology* 94, no. 1 (2005): 327–37.

2　原註：H. Fisher, "The Brain in Love," February 2008, TED, https://www.ted.com/ talks/helen_fisher_studies_the_brain_in_love?language=en#t-159085. The poem begins at 2:51.

3　譯註：中文翻譯引用自影片〈TED 中英雙語字幕：海倫費雪談戀愛中的大腦活動〉，影片連結：https://www.youtube.com/watch?v=kAUIXkOTZ2c

4　譯註：該影片〈The Love Competition: What does love look like in the brain?〉的影片連結：https://www.youtube.com/watch?v=p1npQEdTsF8

5　原註：A. Bartels and S. Zeki, "The Neural Correlates of Maternal and Romantic Love," *NeuroImage* 21, no. 3 (2004): 1155–66.

6　原註：K. A. Garrison et al., "BOLD Signal and Functional Connectivity Associated with Loving Kindness Meditation," *Brain and Behavior* 4, no. 3 (2014): 337–47.

第二部

進擊吧！多巴胺

專心為什麼這麼難？
又，真的這麼難嗎？

無聊的解藥是好奇，好奇則沒有解藥。

──美國詩人

陶樂絲·派克

（Dorothy Parker）

133

我沒有任何的長處，我只是充滿好奇。

──猶太裔科學家

阿爾伯特·愛因斯坦

（Albert Einstein）[1]

不管在養育小孩、建立事業、發展靈性生活，或是照顧病患，專心致志不受干擾都是一種核心能力。醫療領域上，患者對醫生最大的抱怨之一其實就是他們沒有在聽。靜觀常常被吹捧為鍛鍊出這種「心靈肌肉」的捷徑，然而，許多涉足到這水域的人很快就回到岸邊，對自己說：「這太難了」、「我無法專心」，或者是「這怎麼可能有用？我覺得糟透了」。

　　一九九八年，在我完成醫學院以及正念練習兩年後，我參與了第一次為期一週的靜修靜觀。當地教師金妮‧摩根（Ginny Morgan）在聖路易斯西溪邊租借了一個天主教靜修中心，並從西維吉尼亞州（West Virginia）的修道院帶來了一位德高望重的老師，名為德寶尊者（Bhante Gunaratana），而她將在課程中間擔任靜修管理員。念過德寶的書《平靜的第一堂課——觀呼吸》之後，我很興奮能從他身上學習（還有看看跟一位僧侶共處會是什麼樣的感受！）

　　靜修中有大量的止語靜觀的時間，但極少的指導語。德寶會在靜觀大廳前以靜坐姿勢不動數小時，剩下的我們則以半同心圓圍繞著他；我們被告知可以依照自己的選擇，交互進行靜坐與行走靜觀，如果有問題可以寫下來，然後每天傍晚我們聚集在靜觀大廳時，他會回答這些問題，大概是為了讓我們從其他人的問題中學習。

　　大概是靜修開始兩天後，我開始感到疲憊與挫敗，我哭倒在金妮的肩膀上，哽咽地說「我做不到」還有「這真的太難了」。在這些狀況上經驗豐富的德寶甚至與我單獨見面。他給了我一些建議，例如「先從呼吸時數到七」好讓心穩定下來，問題是我的心根本

　　渴求的心靈：從香菸、手機到愛情，如何打破難以自拔的壞習慣？

就做不到；不管我多努力嘗試，都無法說服自己值得花時間在呼吸上。回想起這段往事，其實不能責怪那時的自己，當我的思緒充滿各種更美好的事物，如令人更愉快的回憶，還有對未來實驗振奮人心的想法時，誰想要把注意力集中在像是呼吸這種既不有趣又不刺激的玩意兒上？對於沉迷於思考的人，這兩者之間的選擇是顯而易見的。

幸福是什麼？

在靜觀教學的初始階段中，重點在於專注自己的呼吸，以及胡思亂想時將注意力拉回到呼吸上。這練習夠直接了吧，但它與我們天生的獎勵導向學習機制背道而馳。如同這本書中一直談到的，在某些情況下，透過將行動與結果串聯成對，會讓我們達到最好的學習效果。佛陀也教導這個原則，他一再地告誡跟隨者注意因果，好清楚明白他們一舉一動的後果。現代生活中，我們深化了哪些行為？大多數的人可能不會去深化那些會讓我們遠離壓力的方式，就如同壓力羅盤可能傳達給我們的訊息（一旦我們學會如何使用它後），我們其實在錯誤的地方尋找幸福。

二〇〇八年起，我開始閱讀更多巴利三藏的原始文章，例如描述緣起的文章（見第一章）。在閱讀時，我開始明白佛陀是在說明，我們如何在尋求幸福的道路上迷失了方向。也許這種觀察的基礎是在於他對痛苦和幸福的根本論述：「眾人所稱的幸福，聖人可能會稱之為痛苦；眾人所稱的痛苦，聖人可能會發現是幸福。」[2] 這就如同緬甸老師，馬哈希尊者（Sayadaw U Pandita）所說的一

樣，我們誤把興奮當成了幸福，興奮誤導了我們，並導引我們走向痛苦，而非遠離。

佛陀是如何知道幸福與痛苦真正的差別？首先，他非常仔細地觀察基本的深化學習運作歷程：「（人們）愈是沉溺在感官的愉悅中，他們會渴求著更多感官的愉悅，就更容易被感官愉悅的熱度給灼傷；他們發現某種滿足及享受的特定方式，依賴著……感官的愉悅。」[3] 行為（耽溺於感官愉悅上）帶來獎勵（享受），然後建立起再次循環的歷程（渴求）。如果我在一個又一個浪漫的幻想中度過一小時，從中所得到興奮的感受會讓我渴求更多，同樣的狀況也會發生在我酗酒或吸毒的患者身上。

有趣的是，佛陀將這樣的放縱與上癮過程走了一遭，最後發現：「我出訪世界各地尋歡作樂，嚐遍了世界上各式各樣的歡愉喜悅，我以睿智清楚明白這世上的悅樂滿足能夠到達什麼程度。」[4] 歷史上，佛陀是位王子，故事中記載，當他的母親懷孕時，許多聖人聚集在王宮，並預言他將成為一個強大的君主或偉大的精神領袖。聽到預言之後，他的父親，也就是國王，窮盡一切力量希望王子能成為強大的君主。他解釋，如果他的兒子能夠「免於一切困難和痛苦，那麼靈性命運對他的呼喚便會永遠沉睡在他體內」[5]。國王溺愛王子，讓他過著糜爛的生活、放縱他的每一個欲望，並使他奢華享用不盡。

諷刺的是，這種看似高明的策略卻對國王產生了反效果。探索過享樂帶來的極致愉悅後，王子了解到享樂並不會帶給他持久的滿足感，只會讓他不斷索求。對這無邊無際的循環經過一番深思，他覺醒了；他了解到這過程的運作方式，也明白了擺脫它的辦法，

「長久以來，比丘們……由於我沒有正等正覺，不明白世上之欲樂即為欲樂……我未宣稱獲得了世間之無上明見……但當我有了正等正覺，我便宣稱自己悟道。智慧與法眼在我身上油然而生：『我心之解放不可動搖』」[6]

換句話說，直到他清楚明白自己從一舉一動中得到了什麼結果——哪些行為帶來幸福愉悅，以及哪些則持續引發壓力及痛苦——他才知道如何改變它們。他學會看懂自己的壓力羅盤：一旦狀況發生了，重新定位並轉向前進就變得非常簡單。這方法遵循著習慣形成的基本原則：只要捨棄導致壓力的行為，就會立即感覺撥雲見日；換句話說，就是將行為與獎勵、因跟果串聯成對。而透過單純地覺察我們當下的舉動，但不是試著刻意改變或修正當下的狀況，我們便能捨棄導致壓力的行為：這概念很重要，但或許也很矛盾。與其嘗試投入解決那已經絞成一團的人生（然後反而弄巧成拙、剪不斷理還亂），不如退到一旁讓它自行化開。我們不再強行干預，而是與之同在。

當我讀到巴利三藏的這些片段時，會出現一些「啊哈！」的瞬間。這些洞見是很重要的，為什麼？因為我已經一次又一次地在我個人經驗中發現這些循環，誤以為某些誘發壓力的行為會為我帶來（一些）幸福，然後不斷地重蹈覆轍。我也在病人身上看到這樣的情況，而這又與我們學習方式的現代理論不謀而合。

眼見為憑

二〇〇六年，那段讓我天人交戰的靜修後經過一段時間，我

（才終於）開始觀察，如果我讓思考自由流動，而不是試圖去對抗或控制它們的話，我的身體跟心理會發生什麼狀況。我開始專注於它們的因果關係，然後在二○○八年，完成了住院醫師訓練之後，我開始參與一次比一次時間更長的靜修，如此一來我才能夠確實看到我心智的真正目的。經歷二○○九年那次長達一個月的靜修後，我才真正開始明白，那活像是倉鼠滾輪的緣起巨輪到底在講些什麼。

我坐在自我靜修中心的靜觀大廳，體察著不同想法發生（起因），而後專注於它對我身體產生的作用。我的心智必定還未受到足夠刺激，因為它有時對我拋出性幻想，有時又要我面對問題或煩惱。這堆歡樂的幻覺造成我一陣急迫，我感覺腸胃道，或是太陽穴附近的緊繃與躁動。我突然意識到，不愉悅的焦慮也會帶來**同樣的感受**！這是人生中第一次，我真正理解我是如何陷入自己的思考當中，而且這無關乎這些思考究竟是好或壞。兩種思考流動最終都只有一個結果：一種躁動的、需要立即被滿足的渴求。我記得告訴靜修老師這個「驚奇的發現」時，他們有禮地笑著，眼神像是在說「歡迎來到這個世界，現在你知道該從何開始」。然後，是的，我開始了。靜修的最後幾日，只要一有機會，我就會徹底探索何謂滿足。我體察念頭的發生，及引發自己愈想愈多的衝動；我體察用餐期間愉悅的味覺發生，以及引發自己愈吃愈多的衝動；我體察長時間靜坐時躁動的發生，以及引發自己想起身的衝動。我盡我所能徹底探索著何謂滿足。我開始體會到醒覺的滋味：「看得見的刺激等於幸福」這魔咒已經解除，我開始理解我的壓力羅盤如何運作，也才明白過去我一直走錯方向，一路上更讓我自己吃盡苦頭。

渴求的心靈：從香菸、手機到愛情，如何打破難以自拔的壞習慣？

跟我過去沉浸在幻想當中一樣，在生命裡，大多數的我們都把痛苦誤以為是幸福。我們怎麼會知道呢？因為我們不曾阻止自己受苦受難。何不好好留意我們一天當中批評別人多少次、吃下滿足的美食多少次、或是購物紓壓又有多少次；看看處處是廣告不斷推銷給我們血拚消費會帶來幸福，硬塞給我們如果買下個什麼就會其樂無窮的觀念。這些誘惑效果卓越，因為它們利用了我們與生俱來的天性：獎勵導向學習歷程：行為導致獎賞，進而塑造並深化未來的行為。

我們最終將自己制約成透過製造壓力的方式來面對壓力，而不是讓我們從壓力中解放。

佛陀指出我們對壓力與幸福的誤解：「同樣地……，欲樂在過去一碰就會疼痛燒灼；欲樂在未來一碰就會疼痛燒灼；欲樂在現在一碰就會痛疼燒灼。然而，那些未從貪愛中欲樂解脫的有情被對欲樂的貪愛吞噬、被對欲樂的熱愛焚燒，他們的諸根被削弱；因此，雖然事實上一碰欲樂就感受到痛楚，他們卻誤解扭曲它為愉悅」[7]這種錯誤的認知就如同我的病人每天所面對的狀況，他們不知道該如何運用自己的壓力羅盤。從抽菸或吸毒中獲得的短效獎勵誘導他們走錯方向，而我們也不惶多讓：即使飽了照樣吃個不停，或是狂追網飛（Netflix）的電視影集，而非放慢看劇步調。

如果，獎勵導向學習是我們的天性，那為什麼不和它一起學習如何從短暫的「幸福」轉向持久的平靜、滿足，以及喜樂的狀態呢？事實上，為什麼我們不趁早這樣做呢？

史金納就曾指出獎勵是改變行為的關鍵，「行為可以透過改變其結果而改變，這就是操作型制約，但行為也可以因為其他將隨之

139

發生的結果而改變。」[8] 有沒有可能像史金納所提出的，我們**甚至不需要去改變結果（獎勵）**。若我們單純、更清楚地明白自己行動的下場，後果得付出的代價就更顯而易見了。換句話說，只要我們停下來實際品嚐它的滋味，或許會發現獎勵並不如想像美妙，十四世紀的波斯（Persian）神祕主義者及詩人哈菲茲（Hafiz）在一首名為《然後喝采》（*And Applaud*）的詩中便捕捉到了這項事實：

一位年輕人走近我說道：

親愛的大師，
今天的我，強壯又勇敢；
我想知道真相，
關於我所擁有的一切。

然後，我回應他，

所擁有的一切？
是的，所擁有的一切！

親愛的，
你真的想要我對你說
關於你所擁有的一切？

我看得如此清晰，
你以無比的細心

完成如此宏偉的妓院，

裝滿了你的所有悅樂。

你甚至在這鬼地方，

以武裝警衛與惡犬包圍，

好保護你的欲望，

你才得以逃過制裁

一遍又一遍

而你還試圖擠搾出一絲光線，

滴進你枯竭的本質，

從那荒蕪的源頭

就有如乾燥的棗核

甚至連隻鳥

都睿智地懂得吐掉。[9]

　　直到我們定義出屬於自己的幸福，例如認清興奮與喜樂的差異，不然我們的習慣永遠不會改變。我們還是會不斷回頭索求那欲望的果實。

從檸檬到檸檬汁

　　巴利三藏的早期經典之一《入出息念經》（*Anapanasati Sutta*）

提及正念與呼吸。這部經典一開始便記錄呼吸覺察的指導：「時時刻刻保持覺察，覺察吸氣時，氣息進來；覺察呼氣時，氣息出去。」[10] 接下來繼續，「深長地吸氣時，覺知『我正在深長地吸氣』；深長地呼氣時，覺知『我正在深長地呼氣』」，然後繼續進行其他部分，包含整個身體、愉悅感受，甚至在腦海中編造出一些事情，（稱為「精神編造〔mental fabrication〕」）。許多老師似乎會停在呼吸的練習。這就跟我所學過的一樣，而試著停留在呼吸的練習花上了我好幾年的時間。

同一部經典的後面提到了「七個影響醒覺的因素」[11]，包括了：覺察（英譯：mindfulness，巴利文：sati）[12]、興趣／探究（英譯：interest/investigation，巴利文：dhamma vicaya）、無懼的能量（英譯：courageous energy，巴利文：viriya）、喜樂／欣喜（英譯：joy/rapture，巴利文：piti）、平靜／放鬆（英譯：tranquility/relaxation，巴利文：passaddhi）、專注（英譯：concentration，巴利文：samadhi）、平和（英譯：equanimity，巴利文：upekkha）。[13][14]

這七大因素的排列順序也十分重要。佛陀認為，回到因果的架構上，只要我們試著遠離痛苦且開始對現下經驗有所覺察，那麼我們我們便會開始對看清因果產生興趣。如果我們以減輕或終止壓力為目標，僅需要將專注力導引至自身的經驗上，我們便自然會產生興趣去了解當下壓力到底是正在增加或減少。我們不必刻意作什麼，只要在一旁看著就好。這過程就像閱讀一本很棒的書，如果我們想要讀它，我們會開始閱讀，如果這書很棒，我們就有興趣繼續讀下去。這類似於正念練習，因為我們必須真心誠意**希望**苦痛停

止，否則的話，我們不會仔細體察自己的行為，了解我們真正想從中得到什麼。一旦我們沉浸於書中，自然會有能量繼續閱讀下去，正念的練習也像這樣，我們會愈來愈有興趣去探究更多我們正在做的事，並捫心自問：「我從中得到什麼？這讓我靠近還是遠離痛苦？」如果這本書真的非常好看，我們也會感到心情愉快，或許還發現自己讀到凌晨三點；一旦心情愉快，我們就會平心靜氣地閱讀好幾個小時。

　　這時間點上，我們才真正開始專注，隨著以上各種天時地利人和全到位，專注自然而然會產生，我們不必強逼自己，或是不斷逃離白日夢或其他干擾，回到我們所要專注的對象上。這不是我一開始所學的專注心法。集中注意力，當思考四處遊走時將它拉回來，接著反覆進行。《入出息念經》在此尤其強調因果：只要我們創造出讓 X 發生的條件，X 就自然會發生。

　　當我們將「覺察」和「興趣」一起活用，並在五個步驟後，「專注」便會像烈火燃燒般自然發生。每個人透過經驗都知道，強迫專注是很困難的，不管我們正在準備證照考試，或是試著專心聆聽伴侶高談闊論比臉書動態牆還要無聊的閒事；我們都心知肚明，焦躁時是很難專注的。一旦學會「專注」、「平和」的條件就自然準備好了。當我們達到「平和」的境界，在捷運上讀一本好書就不是難事；無論周圍如何騷動，我們的心都常保安和平靜。

　　當我們嘗試著專注在某個對象上，不管是我們的呼吸、一段對話，或其他事物，我們如何將這種狀態內化為自身的本質呢？我們如何清楚明白自己從隨時隨地的舉動中獲得了什麼回饋呢？或許我們可以從最初的階段著手，單純地留意當我們被某樣事物所吸引、

引發出好奇心、甚至因此入迷成痴時，是什麼樣的感受？對我來說，當我真正好奇時會產生一股開放、充滿活力，且欣喜的感受；這感受清楚確立了獎勵的定義，亦即獎勵來自前兩項醒覺因素的結合：「覺察」與「興趣」。我們可以將這種經驗，與我們得到某項期待的事物後、獲得了短暫刺激的「幸福」時的感受，來做個對照比較。當我為瑪莉設置了訂婚尋寶遊戲時，我誤把由此而生的興奮感認為是幸福。好幾年後，這之間的差別才愈顯清晰。伴隨著興奮感而來的是躁動，並刺激你繼續索求；從好奇而生的喜樂則較為和緩，是種開放而非侷限的感受。

這兩種獎勵的最大不同是，喜樂源於專注及好奇，這類的意識狀態在清醒時隨時可能出現；這一點都不需要費力，因為只要隨時維持覺察，我們便可以單純地安住在覺察當中。另一方面，興奮則需要事件的發生，或是需要我們得到想要的事物——我們必須**做些什麼**好完成心願。想要開始從興奮轉換成喜樂，我們可以先注意刺激（壓力）的發生、接著表現出行為（進到深層、開放且好奇的覺察狀態），然後注意有什麼獎勵（喜樂、平靜、平和）隨之而來；透過我們與生俱來的獎勵導向學習歷程，當我們進行這樣的步驟愈多次，我們就愈容易建立起一種習慣模式，達到更深層的專注與（一種非興奮式的）幸福。事實上在適當條件下，例如只要我們別礙著自己的事，我們可能就會發現這種本質模式的存在。

好奇的大腦

這說來似乎違反常情，或者可以說自相矛盾，但我們可以利用

渴求的心靈：從香菸、手機到愛情，如何打破難以自拔的壞習慣？

自己的獎勵導向習慣學習系統來戒除癮頭，或獎勵導向的興奮型幸福感。

我們是如何從感興趣，進展到著迷痴狂的程度呢？我們要如何區分好奇的喜樂與自私的興奮呢？換句話說，我們要如何確保練習的方向正確呢？簡單的答案就是，其實很難區分喜樂（無私）與興奮（自私）的差別，特別在剛開始做正念練習，我們還不曾體會過何謂無私的存在時。而且想當然耳，我們如果**愈努力**想達到這種狀態，就會愈容易走偏。如果我們能進到神經科學實驗室，或許就可以一窺究竟，了解在我們對某項事物特別感興趣時，大腦哪些區域的活性會變得更多或更少。例如，當我們專注在呼吸時，大腦中處理自我參照的區域會有什麼變化呢？

舉例來看，我們讓一位新手靜觀者進到我實驗室內的功能性核磁共振掃描儀器中，然後讓他聽一段呼吸覺察標準指導語：「注意你呼吸時身體的感覺，然後專注在身體感受最強烈的地方，隨著自然且自發的呼吸進行動作，不要試著刻意改變它。」然後，毫不意外地，如同我前十年練習時的經驗一樣，她告訴我們她有點難以專注。我們量測她的後扣帶回皮質活動度，就跟我們其他研究實驗的參與者一樣，她在主觀經驗上出現難以專注的狀況，特別在每一輪實驗結束的時候，這與上升的大腦活動度有著強烈的相關性（見圖A）。

然後我們讓有經驗的靜觀者聆聽一模一樣的指導語，一如預期，他的 PCC 活動度於基準點上一致性地下降（圖 B）；有趣的是，當另一位有經驗的靜觀者練習「專注在自己的呼吸上，**特別是那些伴隨著微小而謹慎的呼吸而產生的興趣、好奇以及喜樂的**

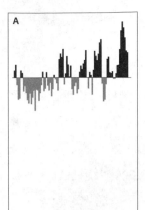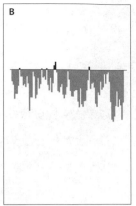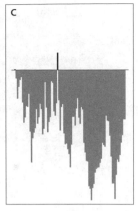

功能性核磁共振儀器掃描下的 PCC 大腦活動度變化範例

A：新手靜觀者，聽從指導語，專注在呼吸上。

B：有經驗的靜觀者，聽從指導語，專注在呼吸上。

C：有經驗的靜觀者，聽從指導語，專注在呼吸上，並特別專注於那些興趣、好奇，以及喜樂相關的感受。

相較於基準點的大腦活性增加，以水平線上的黑色柱狀體表示；大腦活性減少則以水平線下的灰色柱狀形表示。每一次的靜觀持續三分鐘。

圖 像 重 製 自 J. A. Brewer, J. H. Davis, and J. Goldstein, "Why Is It So Hard to Pay Attention, or Is It? Mindfulness, the Factors of Awakening, and Reward-Based Learning," Mindfulness 4, no. 1 (2013): 75–80. Copyright Springer Science+Business Media, New York, 2012. 經授權後使用。

感受」時，他的 PCC 相關活動度則顯現出大幅的下降，而這與他「感覺有趣與喜樂」、甚至只是**對手腳上的氣流覺得好奇**的經驗相關（圖 C）。

　　儘管以上這些例子都取自於單一腦區，這部分腦區在造成這些經驗的龐大網路中可能只佔了一小部分，這些例子也讓我們明白，建立起培養專注力的適當條件（例如好奇心），有助於我們「**不去**

餵養」自我參照歷程。未來，給予靜觀練習的人們這種神經回饋方式，會有助於他們區分自己進行的練習究竟是無私還是自私、是興奮還是喜樂、是侷限還是開放，這類似於我在掃描儀器中練習慈心祝福所體驗到的感受。

談到保持專注，我們或許可以將某種心智狀態或是態度（例如好奇）視為自然而然導引我們進入專注的條件。如果是這樣的話，我們就可以放棄掉一些與我們天生的獎勵導向學習歷程沒有明顯關聯的粗魯強制的手段；我們所需的工具及技巧，可能就存在於獎勵導向的學習本身當中。如果是這樣的話，我們就可以利用這些心法來改變生活，而不是靠「捲起袖子努力打拚」、「要怎麼收穫就怎麼栽」這種在西方人心中根深柢固的蠻幹精神。在我理解到這些之前，我嘗試了各種我所知的最佳手段來探索，但諷刺的是，這些方法卻害我走錯方向。換個方式，我們就能注意到刺激（壓力）的產生、表現出行為（感到有興趣與好奇），並且獲得與壓力羅盤方向一致的回饋獎勵（注意到喜樂、平靜、專注，以及平和的心）。

請反覆這麼進行。

或者，就像詩人瑪莉・奧利弗（Mary Oliver）所寫的：

生活說明書：
全心全意，
大吃一驚，
傳達感受。[15]

註釋

1 原註：本章引用愛因斯坦的格言來自於他在一九五二年三月十一日寫給卡爾‧席利格（Carl Seelig）的一封信。

2 原註：J. D. Ireland, trans., *Dvayatanupassana Sutta: The Noble One's Happiness* (1995), available from Access to Insight: Readings in Theravada Buddhism, www.accesstoinsight. org/tipitaka/kn/snp/snp.3.12.irel.html.

3 原註：*Magandiya Sutta: To Magandiya* (MN 75), in *The Middle Length Discourses of the Buddha: A Translation of the Majjhima Nika - ya,* trans. B. Na - n. amoli and B. Bodhi (Boston: Wisdom Publications, 1995).

4 原註：B. Bodhi, ed., *In the Buddha's Words: An Anthology of Discourses from the Pali Canon* (Somerville, Mass.: Wisdom Publications, 2005), 192–93.

5 原註：G. Harrison, *In the Lap of the Buddha* (Boston: Shambhala, 2013).

6 原註：Bodhi, *In the Buddha's Words.*

7 原註：*Magandiya Sutta.*

8 原註：B. F. Skinner and J. Hayes, *Walden Two* (New York: Macmillan, 1976 [1948]).

9 原註：Hafiz, "And Applaud," from the Penguin publication *I Heard God Laughing: Poems of Hope and Joy,* trans. Daniel Ladinsky (New York: Penguin, 2006), 5. Copyright c 1996 and 2006 by Daniel Ladinsky and used with his permission.

10 原註：Anapanasati Sutta: Mindfulness of Breathing (MN 118). 2010.

11 譯註：引用自《念住：通往證悟的直接之道》，其中「七個影響醒覺的因素」在該書中譯為七覺支。

12 譯註：Mindfulness 本身有覺察的意思，英文將巴利文中的 sati 翻為 Mindfulness，而巴利文中修習念的方法之一為 samma sati，中文佛教經典翻為正念。現代所提及的 Mindfulness 通常所指也有修習的意思，故現代將 Mindfulness 翻譯為正念。此處為了便於理解前後文，故將 Mindfulness 翻譯為覺察

13 原註：「平和」或許可以被定義為心靈上的平靜、沉著，以及平穩的性情，特別是在很困難的情境中。

14 譯註：佛教經典將七覺支翻譯為念、擇法、精進、喜、輕安、定、捨。

15 原註：M. Oliver, "Sometimes," in Red Bird: Poems (Boston: Beacon, 2008), 35.

學著刻薄——還有和善

當我做好事時，我覺得很好；當我做壞
事時，我覺得很壞，這就是我的信仰。

——亞伯拉罕·林肯

（Abraham Lincoln）[1]

148

Yik Yak 是由泰勒・德羅爾（Tyler Droll），以及布魯克斯・巴芬頓（Brooks Buffingyon）所發展的手機社群應用程式，能讓人們匿名建立與查看手機特定範圍中的討論串。根據該公司的部落格所述，自從二〇一三年發佈後的半年內，Yik Yak 已經是美國第九大熱門下載的手機應用程式 [2]。為什麼它這麼夯？啟動畫面就說明了一切：「來聽聽身邊的人說三道四些什麼，好的就按讚，壞的喝倒采。不用帳戶、不用密碼、完全匿名！」一篇紐約時報週刊文章的標題寫道：「誰助長了霸凌？匿名手機軟體 Yik Yak 沒有告訴你的事！」作者強納森・馬勒（Jonathan Mahler）描述東密西根大學（Eastern Michigan University）優等班上課的情況：「正當三位女教授在台上講授後末日文化（post-apocalyptic culture）時，講堂內約莫兩百三十位的大一新鮮人卻在叫做 Yik Yak 的社群網路開啟討論串，那裡有許多的貼文，大部分都在批評，甚至有些包含粗魯或性暗示的語言以及圖像。」[3]

149 　　當這些學生正該要學習某種特別文化的同時，卻在吸收著另一種文化，這種文化是由點數或其他閃亮亮的玩意兒作為獎勵（仿照史金納的概念）所形成的，與他人沒有直接互動。Yik Yak 的網站並不羞於大加宣傳：「快來贏得更多 Ya 幣（Yakarma points）！Po 出超棒留言就能贏得更多的大獎！」或許比起贏得五星評價，這說人八卦的天賜良機要迷人多了，這跟其他類型的興奮有著同樣的美妙滋味，這也是為什麼英文裡有「多汁的八卦」（juicy gossip）這種說法。我們坐在講堂裡面，手機放在大腿上，突然間看到它彈出一則有趣的貼文，透過這個非預期性的刺激，我們的多巴胺分泌出來，然後我們的心受到這份興奮感所誘惑，並試圖 Po 上更爆笑的

貼文，結果害得我們坐立難安。這些舉動（對我們來說）很安全，因為它是匿名的。如同米德爾伯里學院（Middlebury College）二年級生，喬丹‧塞曼（Jordan Seman）回應強納森‧馬勒紐約時報週刊的文章時說道：「誰都可以在什麼情緒下，不管是喝醉、不爽，或者是想對誰報復，簡簡單單就能 Po 文，而且還不必承擔任何後果。」

我們都還記得自己的童年，甚至可以回想起自己在校園或課堂上被霸凌的慘狀。通常那只是一或兩件的偶發事件。像這樣匿名性的社交媒體評分制度，有沒有可能孳生為自我為中心的網路霸凌事件？在康納‧奧布萊恩（Conan O'Brien）所主持的一次電視脫口秀中（二〇一三年九月二十日），諧星路易 C.K.（Louis C.K.）提出他對智慧型手機的睿智觀察：

　　你知道，我覺得這些東西有中毒性，特別對孩子們。這東西很不好，他們不看著人講話，沒有辦法建立同理心。小孩子變得很奇刻，因為他們正試著做這些事。如果他們看到一個小孩，然後脫口說出：你好胖，接著看見那小孩的臉扭曲變樣，會覺得「噢，這很難受」；但當他們（在自己的手機訊息上）寫下「他好胖」時，他們卻會感到有趣好玩。

150

第二章我們探討過行動裝置引人注目的特性，以及這些裝置輕而易舉地透過各種方式強化自我中心的行為（例如：上傳自拍照或是展露自我）讓我們上癮。但路易 C. K. 則從這裡面看到不同的面向：智慧型手機的科技特色（例如免除面對面的交流）可能已影響

我們的生活，同時全面重塑我們與他人互動的方式；而匿名的社交軟體或許是最棘手的例子。從史金納簡單的原則來看，它們提供了所有獎勵該有的特質，但卻不需要負任何責任（負增強）；結果就是，我們無法精準地預測行為引發的結果，可能會主觀偏差著重尋找這類型的獎勵，但卻忽略了可能帶來的風險。

史金納在《桃源二村》的前言中寫道：「良好的人際關係也建立在立即表現出的非難或指責跡象上，而這些可能只是基於很簡單的規則或準則。（xi）」學校可以懲罰霸凌的學生、社群軟體可以限制科技的使用，但這形式類硬性規則可能只會更加刺激叛逆的青少年而已。要記得：立即的獎勵對於獎勵導向學習來說是很重要的。當我們在 Yik Yak 上的貼文被投了很多贊成票，會得到立即的獎勵（Ya 幣）；而被停學或者類似的懲罰，卻是在獲得獎勵的很久以後才可能發生；然後禁止這些社群軟體的使用則又落入了認知類型（或者其他形式的）控制——縱使我們知道不該在課堂時用手機，但是脆弱的時候，我們對聊八卦帶來的興奮感上了癮，我們似乎就是無法控制自己。

151　　　提出獎勵導向學習的原則時，史金納也曾提到不同於現有概念的準則。他認為，如果要讓懲罰有效，懲罰也得立即發生，才能與行為確實產生關聯性。舉例來說，我們有多少抽菸的朋友被父母抓到抽菸，當下就被逼著一口氣抽十根菸呢？既然尼古丁是有毒物質，我們抽愈多菸（在菸還沒有機會讓身體產生出耐受性[4]之前），身體就會釋放出愈多訊息告訴我們「毒害行為！停止！停止！」；一旦身體發出極強烈的訊號，希望我們停下正在進行的任何行為時，我們就會感到噁心想吐（而且通常會反覆出現）。

若真是如此，那我們自己和父母就太幸運了！一旦香菸與懲罰的相關性刻印在我們身上，那麼下次我們看到香菸時，可能就會出現噁心感：這就是身體知道抽菸後可能會產生的反應後，所出現的警告。這就類似於戒酒發泡錠（Antabuse）的效果，戒酒發泡錠是一種治療酒精成癮的藥物，會立即造成類似宿醉的反應。我們當然可以假設一套對於網路霸凌和惡意八卦的立即性懲罰，但建立起另一套規則，不管是一大串的規範或者是立即性的懲罰，真的是最好的方式嗎？

（自己的）義憤填膺

　　二〇一〇年，我進行了長達一個月的靜默靜修，以靜觀時達到某種專注程度（禪，jhana）為目標，如果正確練習的話，我可以維持這種專注程度數小時。過去兩年來，我已經閱讀了很多相關文章，也試著在我老師喬瑟夫・葛斯汀（Joseph Goldstein）的慧眼督導下，發展出這樣的練習方式。對照起其他的專注模式，這需要營造出禪定狀態的發生條件，條件之一據說是要去除、暫時停止某種心智狀態，或是擋路的「障礙物」，包括愉悅的幻想以及憤怒。我覺得這是合理的，就如同前幾年靜修時所發現的一樣，每一次我不是墜入白日夢、就是被憤怒的念頭纏上，被困在自我當中，而遠離專注的對象。也有人說禪的練習能讓人更敏銳地感受到障礙物的存在。只要一個輕微的失誤，我們就可能落入舊有習慣模式中，接著便得從挫敗中重新創造出禪定的條件。

　　我去靜修的那段時間，工作上剛好遇到了某些挑戰，我與同

152

事珍（Jane）產生某些摩擦，先把細節擺一邊（沒錯，八卦的確很精彩！），但我只要想到她就會怒火中燒。每次靜修我都會留個記錄，特別是這次靜修一開始，我每天都寫到珍（而且通常會加上畫有底線的評語）。我在一個寧靜、優美的地方靜修，所有身體條件都非常完美，適合專注，但我的心是一團糟。每一次我腦中浮現出關於她的念頭，我就會無止盡地循環模擬要這樣還是那樣對付她，然後把自己搞得愈來愈火。理所當然地，這是我的腦內模擬，因為她對待我的方式，以及她想**從我身上**得到的東西，我非得抓狂不可。爬出這深坑可能得花上我一輩子，要我平靜下來還得要更久才行。

這個困境讓我想起了巴利三藏的片段：「不管『人』平時如何思索與忖度，都會形成心之所向。」[5] 就像史金納所說，憤怒變成了我的習慣。我只是持續讓輪胎空轉，結果不自覺地在沙地裡愈陷愈深。

靜修第三天，我想出了一個詞，可以在我被困住或者是快掉入深坑時，提醒自己需要趕快回到平衡狀態，那就是「大」。大，大，大；對我來說，「大」的意思，是讓自己因憤怒而開始封閉時，記得讓自己的心胸寬大。沒多久，在行走靜觀期間，我又一次地迷失在憤怒的幻想當中。這樣的心智狀態充滿了極度誘惑，佛教經典《法句經》將憤怒描述為「尾端汁液香甜的毒根」。我問自己：「我到底想從中得到什麼？」我到底經常給了自己什麼樣的獎勵，才老讓自己陷在這深坑中？答案乍現：「**什麼都沒有！**」憤怒，實際上就是尾端汁液香甜的毒根。

這或許是第一次我真正了解到，陷入自以為是、自我參照的

153

想法就是它本身的獎勵。我終於理解，就像那些參與研究的吸菸者明白抽菸的味道並不好一樣，隨著憤怒產生的興奮感和能量帶給我的緊繃刺激，只會讓怒火燒個不停。我必須遵從孔老夫子的教誨：「攻乎異端，私害已也。」[6]

　　一旦我認清，在這次靜修中，我根本一點也沒有往專注靜觀的目標前進，我只是帶著憤怒走來走去時，我便感到雲開霧散。就像我的病人從菸癮中解脫一樣，我開始從憤怒中醒悟過來；每當我看憤怒燃起，就愈來愈不需要奮力地將它放下，因為我可以馬上嘗到它的毒性，不需要有人對我當頭棒喝說「不要再生氣了！」，僅僅是覺察這件事就足以讓我放下。我不是說自從那次的靜觀之後，我就再也沒有生氣，或者是我現在已經不會生氣；而是當我生氣時，我不再那麼隨之起舞，它的獎勵特性消失了。這樣的改變，如果從獎勵導向學習的角度來看，是非常有趣的。

　　回到之前學到的獎勵與懲罰的概念，除了將「壞行為」與「懲罰」掛鉤（而且後果必須立即發生，才會達到最佳效果）之外，我們還有沒有通往成功之路的其他方法呢？路易 C. K. 講到孩子使用智慧型手機的議題時，指出一個重要的論點：「小孩子變得很苛刻，因為他們正試著做這些事。如果他們看到一個小孩，然後脫口說出：你好胖，接著看見那小孩的臉扭曲變樣，會覺得：噢，這很難受；但當他們寫下他好胖時，他們卻會感到有趣好玩。」光看到我們行動的後果，就可能帶來很多懲罰效果：如果這有可能帶來傷害，而且我們也確實看到那帶來了傷害，未來我們可能會沒有那麼大的興趣重蹈覆轍；當我在靜修時發現自己被困在憤怒中，我們就會開始從這些有害的行動中醒悟過來。為什麼？因為這很傷人。但

154

真切確實地看到究竟發生什麼狀況，這一點至關重要，而正念在這範疇有極大幫助。我們必須挪開自己的主觀偏見眼鏡，因為那會扭曲了我們對現況的詮釋（比如想成了「嗯，這真有趣」），然後才能真正明白我們行為所帶來的後果。只有得到立即的回饋（看清自己行為的後果），我們才會有通盤的體認。

扭轉局面

我和我的哲學家朋友傑克‧戴維斯曾討論過獎勵導向學習延伸到道德行為領域的可能性。把這問題拿來與像他這樣一位曾每日守戒修行（vinaya）的前僧侶討論，也很剛好。他們一天得要遵守多少戒規呢？在小乘佛教（Theravada）的傳統中，僧侶必須遵守超過兩百條的戒律，而尼師則是超過三百條（兩者間有顯著的差別）。他也覺得將道德視為一種學習來探討挺有趣的，於是他開始去探究。幾年過後，他成功寫出一百六十五頁的論文〈行動醒覺：注意力以及情緒道德〉（Acting Wide Awake: Attention and the Ethics of Emotion）[7]，並獲得博士學位。

155 　　傑克的論文並不從道德相對主義出發。道德相對主義是一種觀點，意指判斷道德上的對錯與某種特定立場（如某個文化或是歷史時期的立場）有關。他舉出與這類相對主義有關的例子，並用了年輕女性被強暴後被處以「名譽死刑」（honor killing）為例，有些人會覺得這樣的批評不道德，但其他人可能會篤定認為，為了挽救家族的名譽，這種殺人習俗是必要的。所以為了避免落入相對主義中，傑克將個人情緒上的動機作為道德評估的焦點，並將這個概

念口語化：「我們對於**自己的感受方式**有何感受，以道德上而言是否重要呢？」（加強語氣）換句話說，獎勵導向學習與正念相結合之後（以這例子來說，這是指佛教準則），有沒有可能提供個人在不同情境下的道德抉擇？我們能不能從自身行動造成的結果來推導出倫理決策？他通篇的論文探討許多倫理架構，包括菲利帕・福特（Philippa Foot）的亞里士多德帳戶（Aristotelian account）、約翰・史都華・彌爾（John Stuart Mill）的功利主義（utilitarianism）、伊曼奴爾・康德（Immanuel Kant）以及大衛・休謨（David Hume）的論點，甚至是享樂主義（hedonism），他從哲學的角度比較這些觀點是如何建立起來，並指出它們可能造成的限制。

接著傑克提到現今心理學的證據，為什麼在某些情況下，如果我們覺得別人對我們不公平，我們會寧願損失金錢來懲罰對方？有一種遊戲被使用於現今道德研究上，亦稱為最後通牒賽局（Ultimatum Game），它就是被設計用來測試這類傾向。參與者 A（通常是由電腦演算，但具有真人的特性）向參與者 B（真正實驗對象）提議以某種方式分配一筆金額，由參與者 B 決定要接受或拒絕 A 所提出的比例，如果 B 拒絕提議，那兩個參與者都無法拿到任何錢。經過無數次的試驗，並計算出哪種提議 B 會接受或拒絕後，我們就可以確定公平的界線在哪裡。這樣的遊戲當中，參與者表示當他們覺得對方沒有「公平分配」時，憤怒與厭惡的情緒便會上升。[8]

但在這些情境中，靜觀者則表現得較為利他主義，比起非靜觀者更能接受不公平的提議。[9]烏爾里希・柯克（Ulrich Kirk）及同事藉由測量參與者進行最後通牒賽局時的大腦活動度，對於這種現

156

象提供了某些深入觀點。他們觀測了前腦島（anterior insula），那是腦區中特別與身體覺察以及情緒反應（例如厭惡）相關的區域，這區域的活動度已經被證實可以預測，當不公平的提議出現時是否會被接受[10]。柯克發現靜觀者的前腦島活動度會比非靜觀者的來得低，而研究者們認為，就是這較低的活動度讓他們「可以讓負面情緒反應與行為脫鉤」；或許他們可以更容易發現自己的情緒出現並妨礙判斷力（也就是讓他們掉進了「是否公平」的主觀偏見中），且當他們明白懲罰另一位參與者，並不會為自己帶來任何好處，他們會決定不要順從這種行為模式；他們可以從「我就是要跟你賭這口氣！」的習慣迴圈中跳出，因為這就像其他的反應一樣，對他們一點好處也沒有。就像傑克在論文所寫的：「懲罰性的反應所需要的成本，可能反而大於它帶來的好處」。先不管公不公平，當個混蛋要比對人親切要來得痛苦許多。

傑克總結道，或許我們實際上學習到的倫理道德規範皆建立於風俗習慣，以及環境規範上（而且再經過主觀偏見的作用）。他更進一步以行為心理學以及神經生理學來驗證他的論點，認為「當我們訴諸於所有人類道德社群的成員在具有警覺、不帶偏見時所做出的道德判斷，便能理解個人以及團體有時候會弄錯社會規範下的真理，而我們有時候才是對的」換句話說，只要能夠清楚明白我們的主觀偏見是根據自己過去的反應所產生，或許有助我們學習到一種共通的人類倫理標準。

史蒂芬・巴喬樂似乎也同意這樣的觀點。在《佛教之後》（*After Buddhism*）中，他提到覺察的發展「意味從本質上調整一個人對於其他事物的感受、需求、渴望，以及恐懼的敏感度」。他接

渴求的心靈：從香菸、手機到愛情，如何打破難以自拔的壞習慣？

著說，「正念也就是透過深化『閱讀』別人肢體語言的能力，對他人的狀況以及困境感同身受」，換句話說，正念有助我們認知得更透徹。他總結說，對於打斷「天生的利己主義傾向」，這樣的透徹認知非常重要，接著它還會讓我們「放下自私的反應」[11]。如果我們可以脫掉這副被自我中心以及主觀偏見所遮蔽的眼鏡（這副眼鏡會導致我們**習慣性地**對世界產生恐懼、憤怒等**反應**），我們就更能認清行動所帶來的結果（透過更能讀懂別人的肢體語言），然後我們便能更有技巧地處理每次的特殊情況。

以全然的覺察面對自己的遭遇，有助我們從「為什麼我一定要這樣」，以及「這到底對我有什麼用」等一籮筐問題所衍生出來的行為當中跳脫出來。當我們當著某人的面說他胖，並看見對方臉上的反應，這沉默的語言告訴了我們「這就是為什麼」。孩子在成長階段學會這些行為的後果後，他們可能會將「不要刻薄」的規則延伸應用在每一次道德決策上，而不是立刻找方法鑽漏洞或規避外在規範（青少年和年輕人特別會這樣）。如果我們順應生理機轉：我們如何進化成具有學習能力的人，然後單純地開始關注身體傳達的訊息，規則就會變得簡單許多（但不一定更輕鬆）。當你被刺激後表現像個混蛋，就看看結果會為雙方帶來多少痛苦，以後別再重蹈覆轍。

付出的感覺真好

對那些不平則鳴的人來說，正義的怒火或許會是好事。看了政治家的演講，可能會讓我們激動得握緊拳頭從沙發上跳起來，刺激

我們出門投票；看了 Youtube 上警察暴行的影片則可能會刺激我們加入抗議團體，或是成立社會組織。我們可能會想：如果我們不生氣的話要怎麼辦？要我們像攤爛泥一樣坐在沙發上嗎？

在我的「憤怒」靜觀靜修時，我注意到自己的習慣模式無助我保持專注；我開始沒那麼興奮（醒悟），並且發現我保留下更多的能量可以做其他事。為什麼？或許所有人都會同意，發怒太**累人**了！在這次靜修中，我把這股能量轉移到發展較少分心以及更加專注的心靈上。一旦憤怒造成的分心平息下來，我就能夠營造出適合的條件，讓我進到極度專注的狀態——我因此一次可維持專注長達一小時。我很樂意迎接這樣的改變。

我在上一章提到，另一個達到專注的要素是喜樂，重述一次，那不是躁動、不是焦慮的興奮，而是開闊且平靜的喜樂。由於憤怒以及預料中的興奮將我們推往了反方向，我們需要尋找哪種形式的活動可以帶來喜樂。

在進行靜觀訓練期間的某些機緣下，我學會了源自小乘佛教的三階段「深造」教學，它以慷慨為起點，接著做到為人正直，當這些都實踐後，我們才能進展到心靈上的成長，就像是靜觀練習一樣。傳統以及經驗所帶來的相關見解歸納於此：如果你整天一舉一動都像個混蛋，那你就很難好好坐下來靜觀。為什麼？因為當我們嘗試專注時，這天我們帶著的情緒都會闖入腦海中，而導致我們無法專注。一旦我們來到沒有謊言、沒有欺騙、沒有偷盜的緩衝狀態，就會像擅長於專注練習的靜觀老師，利・布拉星頓（Leigh Brasington）所說：那就「會少一點垃圾得拿出去倒掉」。如果這種正直的為人是**第二步**，那第一步，慷慨呢？

159

當我們很慷慨時，是什麼感覺呢？那感覺很棒，是一種開放而且充滿喜樂的狀態。練習慷慨有助我們學會放下是什麼感覺，當我們送禮時，我們確實很具體地把禮物放了下來，但並不是所有慷慨都是一樣的；當我們送禮物而且希望對方回送的話，會發生什麼事呢？當你捐獻出大筆金錢，然後期待有所回報的話，那感覺會是喜樂的嗎？當我們幫上司或約會對象開門，目的是為了在他們心裡留下好印象，所得到的是怎樣的滿足感呢？在〈沒有附帶條件：佛陀的慷慨文化〉（No Strings Attached: The Buddha's Culture of Generosity）這篇文章中，坦尼沙羅長老（Thanissaro Bhikkhu）特別引用了巴利三藏裡的一小段，其中列出三個代表理想禮物的因素：「捐獻者，給予前，他很欣喜；給予時，他／她的心受到鼓舞；給予後，他很滿足。」[12] 這個順序聽起來跟獎勵基礎學習非常類似，捐獻者感到欣喜（刺激）；給予時他的心受到鼓舞（行為）；給予後他感到滿足（獎勵）。

讓我們以兩種觀點來看「幫人開門」的情況：我們正與某人初次約會，希望能夠留下好印象，於是我們搶先去開門。如果我們希望得到什麼訊號傳達自己表現很好（獎勵），可能會期待開門後獲得一句「謝謝」或者是「你好貼心」，不然至少要點頭示意；如果對方沒有對我們點頭，感覺可能就有點不爽。我們滿懷期待卻沒如願以償，更具體地說，有些人經常熱心助人，但回家後卻筋疲力盡、覺得不被感激，這樣的缺乏被認同的狀況便可以用來解釋他們為什麼會感到心力交瘁——他們就如同犧牲奉獻的現代烈士。

另一方面，如果我們無私地開了門，我們會期待什麼？當然什麼也沒有，因為我們並不是為了獎勵而做。約會對象感謝我們與

160

否一點都不重要，不過幫別人開門的感覺還是會很不錯，因為這樣的舉動提供了一種內因性的獎勵：施予的感覺很美好，特別是在沒有被那期待回報的心態所汙染的情況，沒有任何附帶條件。這種狀況或許就是巴利三藏中的那段話所要傳遞的訊息：當我們無私地施予，不需要擔心會不會後悔付出，因為我們根本不需要回報。而這樣的內因性獎勵會帶來滿足感，並留下愉快的記憶促使我們一再付出。很多的科學性研究已經證實慷慨可以帶來健康幸福。與其我繼續深入描述這些研究的細節來說服你，不如你也自己做個實驗如何呢？你的實驗不需要功能性核磁共振儀器的輔助，也不需要設計個什麼盲目實驗；下次你幫忙開門時，看看帶著期待回饋的心幫別人開門，以及無私地幫別人開門，所體驗到的快樂（喜樂、溫暖等等）是否不太一樣？結果是否助你正確讀懂自己的壓力羅盤、讓你明白哪種形式的獎勵把你帶往或遠離壓力呢？

註釋

1　原註：此段格言來自威廉・亨頓（William H. Herndon）以及傑斯・威廉・韋克（Jesse William Weik）所著：《亨頓眼中的林肯：一段偉大人生的真實故事》（*Herndon's Lincoln: The True Story of a Great-Life*）第三冊第十四章。

2　譯註：Yik Yak 已於二〇一七年四月關閉了。

3　原註：J. Mahler, "Who Spewed That Abuse? Anonymous Yik Yak App Isn't Telling," *New York Times*, March 8, 2015.

4　譯註：耐受性（tolerance），意指同樣的劑量已無法達到類似的效果時，身體可能需要更多。

5　原註：B. Na-n. amoli and B. Bodhi, trans., *The Middle Length Discourses of the Buddha: A Translation of the Majjhima Nika-ya* (Boston: Wisdom Publications, 1995).

6　譯註：原文為 Before you embark on a journey of revenge, dig two graves。中文直譯為「在你開始復仇之旅前，先掘好兩個墳墓吧。」

7　原註：J. Davis, "Acting Wide Awake: Attention and the Ethics of Emotion" (PhD diss., City University of New York, 2014).

8   原註：H. A. Chapman et al., "In Bad Taste: Evidence for the Oral Origins of Moral Disgust," *Science* 323, no. 5918 (2009): 1222–26.

9   原註：U. Kirk, J. Downar, and P. R. Montague, "Interoception Drives Increased Rational Decision-Making in Meditators Playing the Ultimatum Game," *Frontiers in Neuroscience* 5 (2011).

10 原註：A. G. Sanfey et al., "The Neural Basis of Economic Decision-Making in the Ultimatum Game," *Science* 300, no. 5626 (2003): 1755–58.

11 原註：S. Batchelor, *After Buddhism: Rethinking the Dharma for a Secular Age* (New Haven, Conn.: Yale University Press, 2015), 242.

12 原註：T. Bhikkhu, "No Strings Attached," in *Head and Heart Together: Essays on the Buddhist Path* (2010), 12.

隨心逐流

你的我執擋在路上。

——源自高僧大珠慧海

在我的成長過程中，我老媽將電視櫃上了鎖。

她在電視開關上安裝了斷電器，只有她才有斷電器鑰匙。我父親在我六歲時就離開了，我的母親必須拚命工作才夠養活四個小孩。放學後或暑假時，沒有他人的提醒，我們可能會很輕易就沉迷於卡通或冒險影集裡；只要一走過電視前面就很容易被吸引，然後受到這些愉悅的麻木感所獎勵，這是一種心靈上的逃脫，讓我們躲進幻想或是由其他人在鏡頭前演出的生活。她不想讓我們看著這個她所謂的「笨蛋箱」長大，對電視上癮；她希望我們去尋找其他更有趣、不至於這麼不花腦筋（以及容易上癮）的事情去做。在那個美國每人每天平均看四小時電視的時代，我很感謝她為我們所做的一切。

我媽的斷電器讓我不得不到外面遊玩，我也是在外面時學會如何自己找樂子，所以我愛上了自行車。國中時期，我跟我的朋友查理大半時間不是在騎車，就是修理我們的 BMX 自行車上。我們花了大把鈔票在新零件上，而且隨時隨地只要車上有一點髒污我們就會趕快清洗乾淨。在距離社區不遠、一處樹木繁茂的廣闊空間上，有條泥濘的道路以及更具挑戰性的雙跳台，還有一個上坡以及下坡。挑戰雙跳台時，速度與時機都必須要抓得完美，如果沒有足夠的速度，我們可能會撞到下坡的邊緣；如果速度太快，可能會衝過頭。我們一而再、再而三地騎乘這些賽道，不停地互相追逐和練習跳躍。

身為印第安納波利斯（Indianapolis）長大的孩子，我與查理很幸運能住在靠近泰勒自行車主賽場（Major Taylor Velodrome）的地方。這個自行車賽場是個露天的圓形賽道，成年人可以在此競賽單

162

速車（fixed-gear track bikes）。賽道旁邊就是我們可以使用的 BMX 泥地賽道，它有一組彎道（當然是泥濘的）和一組大坡道，還有「桌面」跳躍甚至是三連跳！我們的母親會在暑假的週末帶著我們去那裡奔馳。

離家上大學後，我便開始了登山車的日子。大一時我買了一輛登山車，然後騎著它跟著朋友到處跑，騎遍了校園和當地的環山車道；醫學院時，我買了第一輛避震自行車，讓我在更有挑戰性的地形上馳騁。距離聖路易一小時的車程內有條很棒的賽道，而每個醫學院的班級都有我可以聯繫的同好（學校課程很有挑戰性，但我們總是可以找到時間出去騎個車）。暑假時，我開始與朋友到處挑戰「正港」登山賽道，例如科羅拉多州（Colorado）以及懷俄明州（Wyoming）；我們在杜蘭哥（Durango）的長下坡以及阿拉斯加基奈半島（Alaska's Kenai Peninsula）的長賽道中騎乘；在這些長途遠征中，我們根據騎乘的感覺有多「精彩」，來評斷騎乘的優劣。

我剛開始進到心流狀態的時候，也有一樣的感受。相對於習慣，心流遠在光譜的另一端。舉例來說，我們會無意識地看電視，或是當別人跟我們打招呼，我們自動說出「我很好，那你呢？」，就是我們受刺激誘發做出反應，但我們卻處在漫不經心的狀態。這感覺就像是我們開了自動導航，帶著一種做白日夢或意識恍惚的覺察，幾乎要飄浮到某處去（但卻不知道是哪裡）；相反的，心流狀態下的覺察經驗是歷歷在目、明亮清晰，且讓人沉浸其中。我們就**在這裡**：我們非常靠近相機、非常沉浸在當下的行動中，以至於我們感覺自己幾乎與它們融為一體。我難以用言語來形容那段時光，但我騎著登山車時那股令我完全渾然忘魂的快感，就直接與我之後

163

如何評價它的精彩程度有關。雖然我在大學玩音樂時，也曾經驗過這樣的超然時刻，不過我認定那只有當我的四重奏或管弦樂隊合奏得十分美妙時才會發生。但騎著自行車時，我更常出現這些心流的時刻。

讓心流起來

心理學家米哈里・契克森米哈伊（Mihály Csíkszentmihályi）在一九七〇年代研究人們為什麼願意放棄某些物質享受，以追求「進行某種娛樂活動時所帶來的難以言喻的體驗」（例如：攀岩）[1] 時，創了心流（flow）一詞。定義出我們是如何將「出神忘我」（being in the zone）概念化，成為他的畢生志業。在《連線》（Wired）這本雜誌的訪談中，他描述心流是一種「只為了該活動本身帶來的體驗，而全心全意投入在活動當中」的感覺。當這狀態發生時，美妙的感覺隨之來到：「自我（ego）被擺在一邊，時光飛逝，每個動作、移動以及思考無可阻擋地接連不斷而來，就像演奏爵士樂一樣。」[2]

心流的元素包含以下這些：

☐集中注意力並專注在當下。

☐行動與覺察的融合。

☐反射性自我意識消失（例如：自我評價）。

☐感覺自己可以應對特定情況下發生的任何事，因為他的「行動」成為一種內在知識體現的形式。

渴求的心靈：從香菸、手機到愛情，如何打破難以自拔的壞習慣？

□個人對於時間的主觀經驗會開始變化,所以他的「現在」將會持續開展。

□這種活動經驗成為一種內在獎勵[3]。

　　當我騎登山車時,有時候我會忘記對自己、自行車,以及對環境的感覺;這不是漫不經心,反而更像是全然投入其中。所有一切好像單純地融合在這美好的覺察與行動當中。在我人生中一些最美好的時刻中,我置身事外,但卻又置身其中。「那滋味美妙無比」,是我對這些時刻最好的形容。

　　我們多多少少都有過心流的經驗,我們被手邊的事情深深吸引——例如從事某種運動、玩音樂或聽音樂,或進行某項企劃。當我們從正在做的事情中抬起頭來,才發現已經過了五個小時,外面天都黑了,而且自己的膀胱快要爆炸了。我們極度專注,以至於沒有注意到這些事,如果我們可以隨心所欲創造出這樣的體驗,那該多好。

　　當我愈來愈常發生心流體驗時,事後我愈能辨認辨認出是那些條件能夠達成類似騎乘感受的狀態。體驗心流狀態約莫一年多之後,我開始將我的科學研究重點放在這上面,並藉由經驗辨認出這些條件,然後看看是否能將它們重現。

　　一本又一本的書(例如:史蒂芬・科特勒〔Steven Kotler〕在二〇一四年出版的的《超人崛起》(〔*The Rise of Superman*〕)描述「心流癮君子們」的壯烈冒險:極限運動家冒著生命危險追求巔峰卓越——是的,心流也會令人上癮。許多作者都試圖想要找到它神祕的元素,時常從運動員或者是其他心流癮君子中搾取資訊。

極限運動紀錄保持人，迪恩‧波特（Dean Potter），時常提及有關心流的話題，他於二〇一四年時接受紀錄片導演吉米‧齊（Jimmy Chin）的專訪中提到：

> 吉米：你享受不同的極限運動，例如：定點跳傘（BASE jumping）、走繩（slacklining）、徒手攀岩（free-soloing），除了腎上腺素以外，它們的共通點是什麼？
>
> 迪恩：這三樣運動的共通點都是瀕臨恐懼、虛脫、美麗與未知。我願意涉身致命的險境，期待進入高度的感知狀態。每次身在「只要搞砸就會死」的情況下，為了存活下來，我的感官敏銳度會達到高峰，我看、我聽、我感覺，表現出超乎我日常意識的、龐大細瑣的直覺反應。我之所以身涉險，就是為了追求這種感知能力的提升。
>
> 除此之外，進行這些極限運動時，我將自己放空，並進入到一種靜觀的狀態；這時我只專注在自己的呼吸，而這意味著空明。這樣的空白需要填補，而且不知如何地這深深吸引我，讓我認清我最有意義的思考來自何處，而且也讓我感到自己與一切萬物同在。[4]

波特不幸於二〇一五年因從事他所愛的極限運動時死亡：從優勝美地（Yosemite）的懸崖進行定點跳傘。

波特觀察到，特定可預期的條件下能創造出心流狀態，其中一項應該是極端的危險。當我們身處險境時，沒有時間去想到自己，我們會集中精神保住「自己」的命，事過境遷後，自我才會重新上線，並像操心的爸媽一樣嚇壞了，「**那真的太危險了，你可能會受**

傷，絕對不要再犯了」。我可以清楚記得某次發生在我身上的事：在一趟遠離塵囂的滑雪旅行中，我得橫跨一個非常陡峭且易碎的雪堤，雪堤下的河流洶湧地流入一座冰凍的湖泊。我那時候穿戴著厚重的登山裝備，裡面裝了一週份的食物；身為一個不是很厲害的滑雪客，我脫掉了弓步式滑雪板，把它作為錨，好在我踢踏橫渡雪堤時支撐我的重量。踢、踏、踢、踏、再踢、再踏，當我安全過關後，我環顧四周，回想一下剛剛的場面，一股強大的腎上腺素伴隨著腦袋中的尖叫聲襲來「你剛剛可能會沒命啊！」先專心活命，之後再來煩惱。

雖然學者長期以來針對進入心流經驗、並維持該狀態中所需的條件有過爭論，但對於如何在經過控制的環境下成功重現這種狀態，並沒有達成共識，甚至到底這與哪種腦部活性化（或者是抑制活性化），以及哪些神經傳導物質相關，也沒有結論。瀕死經驗可不是我們希望在實驗室中測試的條件。

關於達到心流的條件（比較不會要命的那些）有沒有其他的線索呢？契克森米哈伊著重在目標的難度與個人技巧之間的平衡。他想表達什麼呢？在那次騎登山車之後，我不斷思索這個關於平衡的問題，並開始了解他的意思。當我在平坦且沒有挑戰性的賽道上騎車時，我可能會開始在心裡碎碎念；如果我試著做某些高難度動作，我可能會跌倒而且常常停下來（然後對我自己感到非常沮喪）。一旦這些條件恰到好處，我騎車的賽道難度適中，不無聊也不會太有挑戰性，我可能就會比較容易進入心流。

從大腦的角度來看，這種平衡的概念也跟我們目前所知的自我參照網路概念（self-referential networks）不謀而合。當我們非常專

166

注於一項活動時，預設模式網路也會保持安靜，但在我們感覺無聊時就會開始運作；除此之外，它也會在自我評價以及其他形式的自我參照過程中被活化，而當然，預設模式網路在靜觀時非常安靜。

預設模式網路的非活化狀態或許可以與契克森米哈伊所說的「反射性自我意識消失」互相呼應。

另外，心流狀態的許多其他因素聽起來，與靜觀的概念有驚人的相似度：專注且立足於此時此刻、持續開展關於「現在」時刻的主觀感受，然後得到內在獎勵。正如這本書不斷探討的，這些描述同樣也可以應用在正念上，不管我們是在正式靜觀練習，或只是在日常生活中保持著正念覺知。當我們遠離平時習慣的方式並進入生活中短暫的心流狀態時，那種感覺十分美妙。難怪契克森米哈伊甚至提到靜觀是訓練心流的方式。

那喜樂與心流呢？在上一章，我們明白了喜樂可以源自於慷慨，這是另一個將注意力從自身轉移出去後的表現，那喜樂的其他來源呢？是否有哪種喜樂狀態能帶領我們進入心流呢？麥可‧喬丹（Michael Jorden），效力於芝加哥公牛隊（Chicago Bulls）大半輩子的棒球名人堂球員，或許就是一個很好的例子。在他的職業生涯中，就有一百七十二場比賽單場得分超過四十分，他最令人印象深刻的招牌動作是什麼呢？就是當他「出神忘我」時舌頭會吐出來，而狂熱球迷認為那就是心流；當他閃過一個又一個的防守球員，跳投得分時，他可能正處於一種放鬆，甚至喜樂的狀態。當我們知道自己手感燒燙，我們就可以輕鬆又愉悅地享受主宰比賽的過程。

菲爾‧傑克森（Phil Jackson）當時是喬丹的教練，他帶領公牛隊連續贏下三屆總冠軍。他因鼓勵球員靜觀而廣為人知，他請來運

動心理師暨靜觀老師的喬治・馬福德（George Mumford）為芝加哥隊訓練球員。幾年後，傑克森以及曼福德轉到洛杉磯湖人隊（Los Angeles Lakers）訓練柯比・布萊恩（Kobe Bryant），不久之後，湖人隊也連續拿下三年總冠軍。賽前的靜觀訓練目標在於幫助球員放鬆且放下想贏的渴望或是怕輸的恐懼，然後轉而專注在當下的每一個狀況。傑克森在他的著作《領導禪》（*Eleven Rings: The Soul of Success*）中提到：「我們盡其所能創造出通往成功的最佳可能條件，然後讓結果自然發生，這種過程反而更有樂趣。」[56]

祕密醬料

巴利三藏中，喜樂被描述為靜觀時通往專注的明確條件。就跟第七章所提到的一樣，它是通往平和的第四個醒覺因子，也是通往專注的必要條件。與好奇相同，它的本質是開闊而非侷限的。在第八章中我提過的那次「憤怒」靜觀中，我所練習的是設定讓自己專心的條件，針對這種形式的靜觀，我學會的「食譜」中有著五種「材料」，根據這套食譜將所有材料下鍋料理後，專注便應運而生：

將心帶回到專注的對象（覺醒、應用）
讓心保持在專注的對象上（維持、延伸）
在專注的對象上尋找並產生興趣（喜樂）
對專注的對象感到開心與滿足（快樂）
透過專注的對象讓心一致（定心）[7]

我一再湊齊這些條件，在靜修中培養出一次比一次時間更長的專注力。專注力慢慢地提升；然而，在某個當下，我以為自己已經湊齊所有要素時，卻少了些什麼，專注狀態也沒發生。我一頭霧水地坐在那，這些步驟之前都有效啊，我到底漏掉了哪樣材料？我確認了一下自己當下心靈的狀態，然後意識到我並不喜樂。我自己都覺得好笑，然後在心裡咯咯笑完之後，我的心又回到靜觀狀態。所有的材料早就備齊，就等那最後一樣，只要把它加進去就好。

使用原力

如同我在騎登山車與靜修靜觀中的經驗：重現讓自己專注當下條件的能力、沒有自我評價、以及內在喜樂體驗，這些都支持了契克森米哈伊的論點：靜觀是一種通往心流的方式。在《尋找心流：融入日常生活的心理學》（*Finding Flow: The Psychology of Engagement with Everyday Life*）中，他寫道：「理論上，一旦掌握任何技巧或教條後，我們便能善加利用：如果他傾向於靜坐或祈禱，那就靜坐或祈禱吧。」他也強調，一個人參與活動的態度或動機也是建立心流的適當條件之一，「無論如何，最重要的是我們對戒律的態度，如果我們為了變得神聖而禱告、為了胸前的肌肉而運動，或是為了看起來很有智慧而學習，就會失去很多收穫。最重要的是享受活動本身，同時了解最重要的不是結果，而是自制力，我們需要自制力才能專注。」[8]

對於契克森米哈伊對「態度」的觀察，其中一種詮釋方法，是它如何影響心流的組成要素。舉例來說，如果我們靜觀是為了達

渴求的心靈：從香菸、手機到愛情，如何打破難以自拔的壞習慣？

到某種神奇的狀態，或者是看起來「很神聖」，那就等於其中參雜了自我參照的意涵。當我們的自我限縮、或是試圖攫取某種經驗，「我們」就從「我們的」經驗中脫離，那一刻當中兩者便無法融為一體。換句話說，「我」正騎著「我的」腳踏車。我無法描述某些超越自我經驗的開展，因為我沒有投入其中；也就是說，我們愈是努力要達到心流狀態，興奮感造成的自我限縮就會拖累我們。我們的「我執」擋在路上。

另一種理解「態度」以及它對心流的影響的方式，是看它如何引起擔心或自我懷疑；如果我們擔心可能在下坡時撞車，那我們撞車的機率就會增加。電影《星際大戰：帝國大反擊》（*Star Wars: The Empire Strikes Back*）裡，尤達（Yoda）在路克（Luke）進行絕地武士（Jedi Knight）訓練時，也是這麼告訴路克（Luke）。路克將 X 翼戰機（X-wing fighter）撞毀在沼澤中。作為訓練的其中一環，路克試著使用「原力」將它抬起，但路克愈是努力嘗試，戰機就陷得愈深。路克對尤達哀嚎他做不到時，尤達建議他使用蠻力以外的方式。

尤達：「你必須忘掉你所學過的一切。」
路克：「好啦好啦，我會試試。」
尤達：「不行！不能試！只有做或不做，沒有試試。」

尤達指出，焦慮或懷疑這種自我貶低的態度會擋路礙事，因為它們畢竟還是與自我有關。如果我們停止思索，或是不再擔心自己能不能達成使命，那麼只要這使命在能力範圍內，我們就能完成！

自我只是選項。

　　某些生物學資料也支持這項觀點，在我們的即時功能性核磁共振神經回饋研究過程中，一位有經驗的靜觀者回報說她自然而然就進入心流。其中一輪結束後，她說「好像有一股流動的感覺隨著呼吸出現⋯⋯。心流到了實驗中段時更加深了。」而她相應的 PCC 活動度（大腦預設模式網路中與她試圖擷取自我最息息相關的區域），也在過程中呼應了她的說法明顯下降。我們在螢幕上捕捉到了心流！

　　雖然這只是奇聞軼事，絕對不算明確證據，但 PCC 活動度降低與心流相關性在此完美呈現。其他的腦區與網路似乎也與心流有關，只是我們現在（還）沒有頭緒到底是哪些區域。儘管其他腦區也曾在心流發生的情境下接受過研究，例如爵士即興演奏與即興饒舌，但 PCC 是現在為止已知唯一一個與心流相關的區域[9]。既然心流的核心概念是無私無我，那 PCC 就可以作為指標，顯示出適合心流發生的必要條件。

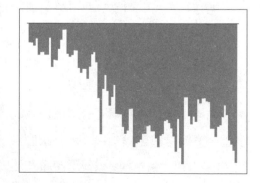

此為資深修行者受核磁共振儀器掃描時，進入心流狀態的圖像。圖像中可見 PCC 活動度明顯下降，正好呼應受測者的心流狀態（圖像中間區塊）。每區塊間距兩分鐘。（取自賈德森·布魯爾的實驗室）

音樂心流

　　演奏音樂是創造心流的最佳體驗之一，不管是小編制弦樂團、爵士樂隊，甚至是大型管弦樂團的演奏。回顧過去，我或許早在高中時期彈奏四重奏時，就曾進入過心流；大學時期，我與整個普林斯頓管弦樂團在舞台上有過超凡的體驗。在英國巡迴演出時，我們在皇家音樂學院（Royal Academy of Music）演奏拉赫曼尼諾夫第二交響樂曲（Rachmaninoff's Second symphony）的第二樂章，不消些許時間，所有的人、事、物都融合在一起，時間好似暫停一樣，而我們仍然持續演奏。就像艾略特（T. S. Eliot）在他的詩集巨著《四個四重奏》（*Four Quartets*）中寫的：

172

> 在那旋轉世界的靜止點上，既不是血肉也不是血肉全無；
> 既不是從哪裡來也不是往哪裡去，在靜止點上，有著舞蹈，
> 然而它既非停止也未移動。也別說它是固定的，
> 那裡匯聚了過去與未來，既不是從哪裡來也不是往哪裡去，
> 既非往上也非往下。除了那一點，那一個靜止點。
> 那裡沒有舞蹈，同時那裡只有舞蹈。
> 我只能說，我們曾經去過那裡，但是我說不出來那裡是哪裡。
> 我也說不出來，到底有多久，因為那是將它放進時間當中。[10]

　　音樂會結束之後，所有人都不約而同提到那個樂章，某種神奇的狀況發生了；可能因為我們長期練習而且目標一致所構成的完美融合，最後在這知名音樂廳中達到頂點。誰知道呢？總而言之，在

接下來的幾天當中，管弦樂團的所有成員都在發光發熱。

在我的醫學院以及研究所生涯中，我藉由在半專業性四重奏樂團的演奏，持續沉浸在契克森米哈伊所形容的「進行娛樂活動時，那無法言喻的體驗」。這個四重奏樂團名為佛拉四重奏（Forza Quartet），佛拉在義大利文是「加油」的意思，團內所有的音樂人都不是靠音樂維生，我們單純地喜歡音樂才會熱愛練習與表演。

學習技巧本身——以這個例子來說，就是將音樂練習到爐火純青的地步——對於心流的萌芽是很重要的。你得要學好曲子，但練習方式對於學習至關重要。舉個極端的例子，如果我很懶散且疏於練習小提琴的音階，甚至每每彈一些曲不成調的樂曲，這麼做反而比完全不練習更糟。為什麼？因為這樣我其實是在練習如何演奏得曲不成調。就像我得湊齊所有必要元素，才能好好進行靜觀，或是才能烤出一塊好吃的蛋糕，平時練習音樂的品質對於我們能不能在演出時進入心流狀態，會有很大的影響；如果練習的品質很好，那表演成功的機率就會大幅增加。在〈音樂製作概念化為正念練習所帶來的心理益處〉（The psychological Benefits from Reconceptualizing Music Making as Mindfulness Practice）這份研究中，我和同事，馬特‧史坦菲德（Matt Steinfeld）（他在成為一個心理師以及靜觀者之前，曾在茱莉亞音樂學院 [11] 受訓過）描述了某些這類狀況 [12]。以下我們整理出心流與獎勵導向學習彼此相關的重點，這些重點或許不僅能應用在音樂上，也能應用於任何我們正在學習的事物上：

□不要讓自己打敗自己。這並不意外，所有音樂家都可以證明，
　我們都有可能變成自己最糟糕的敵人：排練時嚴厲譴責自己，然

後出現表演焦慮，或者在表演出錯時更加嚴厲地鞭策自己。我們愈是落入這樣的循環，我們就愈可能走在失敗、而非成功的道路上。

□ 慢慢來。專注且仔細地學習如何演奏新樂曲的每個段落，剛開始可能會覺得很枯燥乏味，但我們必須確定學會適合樂曲的技巧與方法。急著將整個樂章彈出來卻不先掌握所有細節，可能是躁動或懶惰的徵兆。

□ 當你搞砸時別太自責。碰上失誤時學會放下，可以幫助我們不要將其惡化。分析自己的失誤，或是擔心別人是不是有注意到，都是種自我意識的表現。忽略掉這些可能讓人分心的事物，可以避免讓輕微挫折變成嚴重創傷（甚至更糟）。

□ 質勝於量。在我們感到疲倦或者失去專注力時，學習著停下休息很重要。我們的自我（ego）常常告訴我們繼續前進，這樣就可以向自己及音樂夥伴們吹噓我們一天練習了六小時。如果我們自我要求「應該」練習一定時間，也不需要因此感到愧疚，這建議同樣適用。

如果練習時缺乏專注，那壞習慣就會很輕易地趁虛而入，就像著名美式足球教練文斯・隆巴迪（Vince Lombardi）所說：「光是練習不能達成完美，但**完美的練習可以達成完美**。」音樂之所以美妙，是因為其中會添加一些神奇成分，可以幫助我們超越自我中心的日常體驗。當我們為了玩音樂而玩音樂時，這些元素會彼此達到水乳交融的境界，到時候「音樂」本身會自動高唱起令人振奮欣喜的「哈利路亞」。完美的練習讓我們做好準備進入心流。

174

迪恩‧波特看起來活了一段短暫卻精彩的人生。他發現了重現心流的條件，不過從結果來看，這需要副付出很大的代價。波特在《超人崛起》中提到，他偏好飛行靜觀而非靜坐，他認為飛行是進入心流的「作弊招式」。「我抄了捷徑」，他說，「我可以讓我的屁股坐在那邊兩小時，然後匆促一瞥這種狀態十五秒，或是我可以冒著生命危險，但立刻達到那種狀態，而且持續數小時。」[13]。

有趣的是，一直以來，我總會發現靜觀的不同面向。當我學會湊齊適當元素，我這幾年來的靜觀練習變得愈來愈深入。當我在騎登山車、玩音樂，或者是進行其他活動時，我進入並停留在心流當中的能力也愈來愈強。有沒有可能當我們找到適當的條件，且細心地練習它們時，能有助我們的大腦深化促進心流的神經路徑呢？可想而知的是，一旦我們辨認出是哪些條件會刺激內在獎勵行為（例如：騎登山車、靜觀、音樂，還有其他活動等等），我們的大腦便會學習這項「行為」，就像我們學習其他事物一樣。但很諷刺地，當我們陷入無意識的習慣，如看電視、喝酒或嗑藥，會變得與世界疏離，但是利用同樣的獎勵導向學習大腦路徑，我們卻可以更加投入這世界。

註釋

1　原註：M. Csikszentmihalyi, *Beyond Boredom and Anxiety: Experiencing Flow in Work and Play* (San Francisco: Jossey-Bass, 1975).

2　原註：M. Csikszentmihalyi, "Go with the Flow," interview by J. Geirland, *Wired*, September 1996, www.wired.com/1996/09/czik.

3　原註：J. Nakamura and M. Csikszentmihalyi, "Flow Theory and Research," in *The Oxford Handbook of Positive Psychology*, 2nd ed., ed. S. J. Lopez and C. R. Snyder, 195–206 (New York: Oxford University Press, 2009).

4 原註：D. Potter, "Dean Potter: The Modern Day Adventure Samurai," interview by Jimmy Chin, *Jimmy Chin's Blog*, May 12, 2014. "BASE" is an acronym for "building, antenna, span, earth."

5 原註：P. Jackson and H. Delehanty, *Eleven Rings: The Soul of Success* (New York: Penguin, 2013), 23.

6 譯註：菲爾・傑克森也因此被暱稱為禪師。

7 原註：Sujiva, "Five Jhana Factors of Concentration/Absorption," 2012, BuddhaNet, www.buddhanet.net/mettab3.htm.

8 原註：M. Csikszentmihalyi, *Finding Flow: The Psychology of Engagement with Everyday Life* (New York: Basic Books, 1997), 129.

9 原註：C. J. Limb and A. R. Braun, "Neural Substrates of Spontaneous Musical Performance: An fMRI Study of Jazz Improvisation," *PLoS One* 3, no. 2 (2008): e1679; S. Liu et al., "Neural Correlates of Lyrical Improvisation: An fMRI Study of Freestyle Rap," *Scientific Reports* 2 (2012): 834; G. F. Donnay et al., "Neural Substrates of Interactive Musical Improvisation: An fMRI Study of 'Trading Fours' in Jazz," *PLoS One* 9, no. 2 (2014): e88665.

10 原註：T. S. Eliot, "Burnt Norton," in *Four Quartets*. In the United States: excerpts from "Burnt Norton" from *Four Quartets* by T. S. Eliot. Copyright 1936 by Houghton Mifflin Harcourt Publishing Company; Copyright c renewed 1964 by T. S. Eliot. Reprinted by permission of Houghton Mifflin Harcourt Publishing Company. All rights reserved. In the UK and the rest of the world: published by Faber and Faber Ltd., reprinted with permission.

11 譯註：茱莉亞學院位於紐約，為世界知名的表演藝術學校之一。

12 原註：M. Steinfeld and J. Brewer, "The Psychological Benefits from Reconceptualizing Music-Making as Mindfulness Practice," *Medical Problems of Performing Artists* 30, no. 2 (2015): 84–89.

13 原註：S. Kotler, *The Rise of Superman: Decoding the Science of Ultimate Human Performance* (Boston: New Harvest, 2014), 57.

訓練彈性

　　當你覺得與一切有所關聯,你也就會對一切有了責任,而且你無法逃脫。你的命運與其他人的命運息息相關,你若不學習與宇宙同行,就會被其壓碎。你必須成長茁壯來愛這世界;面對極致的恐懼時,也要懂得在原處盡可能放空自己。

——美國作家

安德魯・博伊德

(Andrew Boyd)[1]

有個關於兩個和尚的寓言，每個人都曾聽過：一個年老有智慧的和尚帶著一個年輕的和尚安靜地在路途上苦行，他們來到一條河流湍急且強勁的河邊，就在兩個和尚準備要渡河時，有個年輕貌美的女子也來到河邊，望著湍急的河流。她擔心自己無法橫渡，所以詢問僧侶是否可以幫她。兩個和尚彼此相望，他們早已立誓不近女色，但老和尚一句不說地立刻上前，抱起了那位女子渡了河，然後繼續旅程。年輕的和尚簡直不可置信，為什麼老和尚可以打破僧戒？渡河之後，年輕和尚趕上了他的同伴，他目瞪口呆，腦子不停地轉著好幾個小時。最後，他終於忍不住了，脫口而問：「身為和尚，我們都曾立誓守戒不近女色，為什麼你去抱那女人？」，年老的智者說了，「過完河之後我就放下她了，你為什麼還抱著呢？」

老和尚做的是依據情境下的道德抉擇，而年輕的和尚只看到他破壞了戒規，卻沒看到他幫那年輕女人度過難關。有智慧的和尚將助人的準則與呆板僵化的戒律一刀兩斷。這也是個很好的例子，讓我們了解當我們在自己的道路上堅持自身觀點行事時，會發生什麼情況。

本書強調，如果我們仔細關注自己的習慣是如何形成的，那我們就可以打破它，不管那是沒有覺察的白日夢，或者是為了買毒品而行竊。每次受困在自己的行為中，都會為生活增添重擔。當我們不停苛責自己將應該完成某樣任務的時間給浪費掉時，這擔子就會變得更重；或是即使我們知道這擔子對親人來說有多艱困，我們還是故態復萌，接著不斷苛責自己。有時候，我們感覺自己像個薛西弗斯（Sisyphus），他是一位君王，但被神懲罰必須得在冥府（Hades）中將大石推上陡峭的山坡，到了山頂上大石會再滾回

底部，他必須再從頭把大石推上山，而薛西弗斯就只能無止盡地重複這無用的苦役。我們的生活有可能也有相同感受，推著自身的大石上坡，沒有其他地方可去，隨著時間流逝，它們則變得愈來愈沉重。生活沒有必要像薛西弗斯那樣的掙扎，當我們覺察到生活變得沉重，可以聳聳肩將重物卸下，沒有負擔地往前進。輕裝旅行十分愜意舒暢，如果我們維持這個過程，省去額外的重量，我們的步伐將會愈來愈輕快，隨著旅程的展開，最後便會滑入心流當中。

我們可以用另一種看年輕和尚是如何帶著（自己所選擇的）負擔，就是透過彈性的角度；彈性可以由以下兩點來定義：

□某種物質或物體恢復原本形狀的能力，也就是彈性。
□從困境中快速恢復的能力，也就是堅韌性。

如同和尚的故事中所呈現的，年輕和尚缺乏彈性；或事實上，在追尋幸福（或是神聖）的道路上，並沒有單一簡單的準則可以遵循。一般追求幸福的公式是若Ｘ則Ｙ，但這種形式的幸福是依賴某種外在的事物，因此並沒有將我們與我們身處的環境無時無刻都在變動這一點給考慮進去。許多許多時候，這個「若Ｘ則Ｙ」的公式無法套用，或是因為環境變化很快就過時了。同樣的道理也可以用在生活中我們已經建立起的諸多習慣。在不斷尋求穩定的過程中，我們會根據外部與內在的刺激，發展出習慣性「若Ｘ則Ｙ」的反應，這習慣也會過時。

這樣的習慣性通常會被視為一種抗拒。我們的跨欄選手洛洛，還有心流狂熱者迪恩，都先從讓自己的身體變得柔軟做起，然後追

求心理上也能有彈性。如果不是這樣呢？如果我們反其道而行會發生什麼事？這樣的事又發生多少次：在工作中當我們或是同事建議嘗試一些新東西，而這想法甚至都還沒被提出或解釋，就遇到一波抗力？不管是生理或心理，我們可能都會感到無力或緊繃。

我在病人身上看到這種情況重演。他們走進我的診間，從他們鬼鬼祟祟的眼神，或是眼光和我沒有交會，我就可以看出端倪。有位患者一向表現都很好，已經持續好幾個月以上的時間沒有飲酒，她告訴我她有家人是怎麼生病了、她或她的另一伴怎麼失業了、她的感情怎麼搞砸了，或是生活中發生重大狀況又怎麼干擾了她的復原。她想抵抗這些狀況，不想要生活變得這麼一團糟；她深陷其中，難以活在當下並與之共存。

更糟糕地，他們會告訴我，他們是如何因為無法處理壓力而故態復萌。少了能夠加強他們柔軟度與彈性的訓練，過去的習慣就回來復仇了，他們告訴我「當日子不好過時，我就是這樣」。他們的前額葉皮質在壓力下關機，轉向熟悉自動的習慣，例如：抽菸、喝酒，或者使用藥物。而且說到自動，就像字面上一樣，他們常說自己會在抽菸或飲酒作樂中途時突然「驚醒」過來，搞不懂那燒了半根的菸到底是怎麼進到嘴裡的。聽完他們發自肺腑的故事之後，我們一起深入到他們復發的細節當中。他們都不約而同指出，惡習復發不只於事無補，而且（訝異的是）還讓情況更加惡化。少了那一點點額外的心靈彈性，他們就跳回預設狀態，並轉向舊有的習慣。這就像樂器的弦被上到最緊，只要一有額外的壓力就會斷裂。

如果我們可以發展出心理的柔軟度，並用它來面對生活中發生的許多改變與挑戰，我們就能讓弦鬆一點，或者是給剎車油；我們

就能比較容易承受那些因為抵抗隨時隨地發生的狀況所造成的不必要負擔。因此,我們便能從困境中復元,並變得姿態柔軟、懂得隨機應變。在光譜的最遠端,我們眼中的燙手山芋也可能是我們成長的機會。《道德經》(*Tao Te Ching*)如是說:

中庸之人的特色
是自他個人的想法解放出來。
如同天際一樣包容、
陽光一樣灑落在各個角落、
山岳一樣堅毅、
強風中的樹枝一樣柔軟。
他眼中沒有目標,
讓所有事物盡其所用。
生命的發生自然拓展出他的道路。
對他來說沒有什麼是不可能的,
因為他已經放下。[23]

現在來看看我們深化習慣的具體方式,並看看如何將這些習慣視為一種建立自己彈性的機會,而不是被它們所阻擾。要怎麼做才能讓我們反彈回來,並變得更有彈性呢?

同理疲乏

讓我們從同理心開始。同理心是一種「能夠理解並分享他人情

感的能力」。整體來說，能夠設身處地替他人著想，通常是非常有用的方法。在此同時，正如我們所看到的，我們如何聯想到自身狀況（在這例子中，就是設身處地替他人著想），就和狀況本身同樣重要。

醫學院時期，我們被教導著要對病人有同理心。大多數醫師（也包含我）以及其他醫學專業人士研讀醫學時，皆以助人為目標。強調同理心也是有其道理，因為我們愈能設身處地為病人著想，就愈有助治療病人。研究顯示，「同理心分數」愈高的醫師，與病人復原速度事實上具有相關性，不管是單純感冒，或是學習控制血糖[4]都適用。不幸的是，同理心在醫學系三年級以後開始下降，這也是大部分醫學生完成了課堂課程並開始臨床輪訓的時間點。這樣的下降趨勢直到他們的住院醫師時期都持續發生，等到他們變成臨床主治醫師之後，超過百分之六十的醫師感到身心俱疲。舉例來說，他們反應自己開始將病人當成物件來治療，而且他們覺得情緒枯竭等等。他們喪失了彈性[5]。

看來我們醫生絕對不進不了同理心名人堂（甚至連被提名都別想了！），而這種普遍現象現在被稱為「同理疲乏」。造成同理疲乏的因素有很多：如果我們很會設身處地替病人著想，當病人受苦時，那我們也會同樣感覺在受苦；一旦我們發現這種感覺很難過，自然會保護自己，把自己從中抽離出來；看到苦難（刺激）、保護性地把自己限縮或與其保持距離（行為）、感覺好過一點（獎勵）。自我限縮讓我們變得僵化、缺乏彈性。

難題來了。沒有人要求醫師當烈士，將自己丟到生靈塗炭的慘境裡，好妥善控制住病人的血糖；然而，如果我們能夠對病人有同

理心，似乎可以更有效治療。我們該如何打破這看似矛盾的僵局？第一步是檢視我們的假設：對於病人的痛苦，我們的反應方式是不是可能導致自己痛苦？諷刺地是，如果答案是肯定的，根據同理心的傳統定義，我們會在同理心量表中得到十分滿分。我們一定有什麼搞錯了。事實上，醫療專業上對同理心的定義與時俱進，除了「理解並分擔病患感受的能力」以外，還必須考慮其他因素。

從傳統同理心定義中所缺乏的，應該就是行為背後的動機了。醫師投身醫界的初衷，是為了幫助病人減輕痛苦。若將這點考量進去，我們該如何學會與病人保持聯繫，但又不被這聯繫弄得身心俱疲呢？「惻隱之心」（compassion）的概念此時便有一席之地。惻隱之心的英文為 compassion，這個字來自拉丁文（Latin）的字根 compati，意思是與其同苦（病人的英文，patient，則源自於 pati，拉丁文意義為「受苦」）。那麼練習惻隱之心能否幫助我們與某人同苦（精確的含意是「感受到他們的痛苦」）但不被捲入其中呢？答案是肯定的。

說到被捲入，那一定要有被捲入的「對象」；貫串這本書的核心概念就是，有太多方法可以讓「我」的感覺繼續維持。如果我們學會不要將事情都視為與自己有牽扯的話（也就是說，不要從「這會如何影響我」的觀點來看所有事情），那麼許多可能性便會開展出來。從佛教觀點來看，放下我們慣性且主觀的反應，苦痛也會隨之放下。西藏（Tibet）的精神領袖達賴喇嘛尊者，在《慈悲生活》（*The Compassionate Life*）一書中寫道：「我們可以具有惻隱之心，但不糾纏其中，所以，我們必須分清惻隱與糾纏的差別。真正的惻隱之心並不只是一種情緒上的反應，也是建立在理性基礎上的

堅定承諾。正是這樣的堅定根基，對待他人時，真正的惻隱之心並不會改變，縱使他人表現出負面行為也一樣。真正的惻隱之心並不是建立在我們自己的投射或期望，而是建立在他人的需要上，不管那個人是親密的朋友或敵人⋯⋯這才是真正的惻隱之心。」[6]

限縮感是我們為了不讓自己受傷，所設下的保護屏障，而這種限縮感與不是為了自我保護而採取的反應，感覺起來是非常不同的。如果我們能清楚了解因見證痛苦而激發出不同的反應模式，我們就能區分那些反應是出於獎勵導向學習（自我保護），還是出於真正的惻隱之心（無私）。

當我面對苦痛時，要區分出自私及無私的反應很簡單，前者的感覺是封閉的，而後者則感到寬闊。這種寬闊感的經驗特質與慈心與心流相似。在我的心智中，自我參照以及被限縮了的「我」的部分不見了；除此之外，比如「我」要是站在球場邊線上（或甚至不在場內），就根本不必煩惱要怎麼保護自己，免得在場上被擒抱或受傷。再把這些認知回到同理疲乏的概念中：將「我」從耗費能量的自我保護中解放出來，就可以消除由此引起的疲乏；換句話說，將病人的苦痛當成和自己有關，會使人筋疲力竭，反之就可以海闊天空。從我們如何走入診間、眼神的交會、聆聽的樣貌，以及回應問題的方式，病人都會發現其中差異。整個溝通範疇可以是臨床的、封閉的、冷淡，或者是溫暖而開放的；在病患的滿意度增加與獲得改善的健康狀態上，後者的體驗對這兩方面都有幫助。

羅徹斯特大學醫學與牙科學院（University of Rochester School of Medicine and Dentistry）的醫師，米克·克雷斯納（Mick Krasner）和朗·艾普斯坦（Ron Epstein）對正念訓練是否能降低醫師的同理

疲乏[7]感到好奇。他們開發出一套密集的教育計畫，目標在發展自我覺察、正念與溝通。他們在八週的課程期間訓練第一線照護醫師，然後在一年後測量他們的身心俱疲指數與同理分數等等。

克拉斯納和他的同事們發現，與基礎點相比，許多數值都有顯著的差異，包含身心俱疲指數的降低，以及同理心和情緒穩定度的提升。他們的結果為這項論點提供了有力支持，意即如果我們不被自己的反應給困住，那麼這對我們與病人都是好事。隨著臨床醫師與病人照護的觀點愈加清晰，醫學上對於同理心的定義，演進成為了以理解為基礎的惻隱之心，讓我們不需要在設身處地為他人著想的同時也跟著受苦，而是陪伴患者一同面對苦痛，觀察這樣的變化過程十分有趣。或許，同理心訓練會被惻隱之心相關技巧給取代，而許多醫學院已經將正念訓練融入課程之中。

不管在職場上還是私生活當中，我們可以根據經驗調整，將自私的反應（偏向保護「我」）或是無私的反應（依據情境與自發性）區分開來，醫療上的實踐只是眾多面向之一。

當我不將個人牽扯進苦痛當中，釋放出來的能量就可以循環成為幫助他人的能量。事實上，當我知道有人在受苦，自然就會出現一股助人的衝動。許多人都應該曾有類似經驗。不管是朋友情緒低落時在電話裡向我們訴苦，或是從新聞上看到重大天災的發生，當我們從擔心自己的情緒中抽離之後，接下來會怎樣？弔詭的是，我們反而會挺身而出，幫助這些受苦受難的民眾，不管是出借車輛、捐款或其他義舉。為什麼？誰知道呢？就像我們對於慈心與慷慨的理解，助人確實感覺十分美妙，而且助人讓我們學會放下慣性反應，包括自我保護，這種獎勵會自然提升我們的彈性。

184

（不）抗力訓練

　　本書已探討過許多我們讓自己陷入各式各樣痛苦中的可能性，但這並不是我們的錯。不管是臉書上被按讚而帶來的興奮感，或是深化了某種自我觀點，甚至只是單純地深陷於思考當中，這些聚焦在自己身上的活動，會讓我們的身體有感，例如：雙手緊握、焦慮不安，或是有股一定要「做些什麼」的壓力在逼迫我；我們愈是深化這些習慣，在大腦迴圈以及與其呼應的行為上，所刻下的「紋路」就會愈深；一旦我們將這些紋路愈挖愈深，我們就愈可能深陷在這樣的深溝中而無法逃脫，打個比方來說：它們變成了某種偏見眼鏡，我們會自然而然就戴上，自然到我們甚至沒注意到自己已經戴上它們。

　　當我們遇到某種形式的抗力，這可能是我們被卡在深溝裡或洞裡的訊號。諷刺的是，溝是我們自己挖的；當我們被某種觀點或行為的深溝給困住時，反而會自己愈挖愈深，我們可能都曾在爭吵中經歷過這樣的感覺。某些時候，我們發現到我們只是武斷地爭論不休地，而我們所爭論的內容卻變得愈來愈荒謬。但由於出於某些原因，我們的自我（ego）不會善罷甘休。我們早已忘記那「洞穴法則」：發現你在洞穴裡的時候，就不要再挖了[8]。

　　除此之外，本書也提到，單純的正念覺察是如何幫助我們了解我們是否正在洞裡，還把自己愈挖愈深（也就是透過自己的主觀偏見來看全世界），或是深化了將我們日後推向更多痛苦的行為模式。不舒服或是壓力可成為我們的羅盤，並根據它們來定位。正念有助我們認清羅盤，這樣一來我們就可以知道自己是正在走向或是

遠離苦痛；是要把洞愈挖愈深，還是要把鏟子放下。接下來，我們再把這個概念講得更清楚一點。

製造羅盤需要什麼代價？由於地球本身就有南北磁極，磁針可以自動對齊磁極，讓自己定位指向南北方。換句話說，只要給予適當的目標或條件（地球有磁極、針有磁性），我們就可以期待或預料具體的效果或結果（針會導引至特定方向）。一旦地球的磁極被發現了，人們就可以創造出全世界都通用的羅盤。如果我知道這個基本的原則，我就可以教你如何製造羅盤；不需要特殊的指針或儀式，只需要正確的素材。有了這項知識，我也可以在什麼區域預知羅盤無法運作，例如在磁極附近的時候。

就如同之前所說，正念的起源可以追溯到兩千五百年前的印度次大陸（Indian subcontinent），以及一位名為悉達多‧喬達摩（Siddhartha Gautama）又名佛陀的歷史人物，他生活在公元前五百六十三年到四百八十三年左右。有趣的是，他的一些最簡要和最著名的教導，聽起來都跟羅盤作用的物理原理類似。他聲稱人類的行為可被描述為某種制約，大部分遵循著簡單的規則，類似自然規律（例如「羅盤會指向南北」）。根據這些規則，他接著說，我們可以預料人種下什麼因會得到什麼果。

佛陀在他的教導中特別著重在受苦：「我教導一樣事，而且只教導這件事：受苦（不舒服、壓力）以及離苦。」指出這個核心概念十分重要，因為這是導引他開示的羅盤。據說他已弄清左右我們痛苦的人類心理，因此他可以傳授這些自然法則，如此一來弟子們也會學會如何看清痛苦的根源，並進一步設法終止痛苦。

巴利三藏中第一章的教義標題被翻譯為「初轉法輪」[9][10]，佛

陀在其中提到或許是當代流行文化中廣為人知的佛教觀點：四聖諦
（the four noble truths）。他以惻隱之心開頭，然後為我們展示出
不舒服從哪裡來：「比丘們，此為苦聖諦……與不愛者共處苦、與
愛者離別苦、所求不得苦。」他指出我們的行為自然會合乎邏輯，
就像根據物理原理的羅盤指向一樣明確。有人對著我們吼叫，我們
會感到不舒服，我們與所愛之人分開時也是如此。也正如同羅盤持
續定位在南北方一樣，重蹈覆轍通常會帶來相同的結果。

　　接下來，指出這些帶來痛苦的天性後，他進一步闡述原因。他
說：「苦聖諦的源頭（因）來自於渴求。」當有人對我們吼叫，他
認為，如果我們**希望**對方停止吼叫，只會適得其反；同樣的，當我
們的另一半旅行在外時，拚命抱怨與訴苦並不會讓對方瞬間出現在
我們懷中（這可能反而讓對方覺得惱怒）。這種教導就像是物理學
教授在羅盤上畫上紅色記號，然後說「這裡是北邊」一樣。之前，
我們只知道其中一個方向會讓我們受苦，現在我們能分清南北方。
如果我們往南走（因），就會受苦（果）。現在我們就可以開始使
用壓力羅盤，只要好好的看著它就行了。

　　佛陀接下來又說了第三段話，「（對渴求）捨離、棄絕，並從
中解脫」，便會帶來「對所有渴求全然止息」的結果。往北走，你
的苦痛將會有所減輕。如果你的另一半已經出門一個禮拜，試著停
止作白日夢想她，並專注在眼前的事情，然後看看會怎樣（我們可
能會感覺舒服一點）；如果我們深度專注於手邊的事物，我們可能
會忽略掉時間的流逝，直到**蹦！她回來了！**

　　最後，佛陀開闢了一條通往四聖諦的道路，此路亦能前往「離
苦得樂」的境地。他提供了一幅詳盡的地圖。

在《佛教之後》，史蒂芬・巴喬樂將四聖諦描述為「四重任務」：

理解苦痛，

讓浮現的反應自然流逝，

注視那反應的停息，然後⋯⋯

鋪出一條⋯⋯以**正念覺察**為基底的道路 [11]。

從這種方式看來，佛陀的第一段教導（愉悅、不愉悅、苦痛）以及他所強調的因果，聽起來就像是操作型制約模式。如果以一種自動化或是膝反射方式快速地滿足渴求，就只是在餵養它。我們已經看過許多習慣迴圈的例子。生活中，我們習慣性地依據主觀偏見對情境做出反應，特別是我們其實並不知道自己到底要什麼的時候；如果我們能從習慣性的反應昇華至正念覺察的狀態，便能幫助我們從受苦的循環中後退一步，讓自己停留在覺察當中，而不是困在慣性反應裡。佛陀毫不含糊地指出這一點：「『浮現』意味著渴求；貪婪、仇恨和妄想⋯⋯也就是說，無論我們與世界的接觸引發了什麼反應，『停止』則意味著這些反應的終結。」[12]

再回到彈性的概念，讓我們看看造成抗力——彈性的相反面——的各種反應。為什麼我們想都沒想就先排斥新的點子？這都是因為我們依據某種主觀偏見所反應的結果。為什麼我們有時候會藉由哀求或乞憐，來抗拒被情人拋棄？我們對自尊受創或失去安全感做出反應。當我們富有彈性時，我們便能在遭遇新情境時隨機應變；當我們富有彈性時，我們便不用去抗拒或避免那悲傷的歷程；

沒有了自我依戀與受威脅感，我們可以更快復原；我們會繼續前進而不是執著不放。

　　若我們好好觀察一天當中，當情況失控時，我們所做出的反應或抵抗的次數，便可以讓我們更清楚地了解到，我們正在訓練自己的抗力；我們鍛鍊肌肉以對抗「壞」（新）點子，我們建立防禦以抵擋被拋棄的傷痛。這光譜中最極端的那端，是將自己偷走，不允許自己變得開闊與脆弱。保羅‧賽門（Paul Simon）以及亞特‧葛芬柯（Art Garfunkel）在他們的名曲《我是岩石》（I Am a Rock）中提到，建造一道保護牆，這樣就「沒人能碰得到我」，這是一個註定失敗的嘗試，避免不了情緒像雲霄飛車般起伏。有人會把隔絕當成受苦的解決之道，是因為孤島永遠不會哭泣（ an island never cries ）。

　　就像這組民謠搖滾二重唱所唱的，處理抗力需要付出代價，我們愈是把自己從世界中隔絕，我們失去的就愈多。還記得以邏輯為基礎的系統二：我們的自我控制機轉嗎？史巴克先生沒有任何情感，他被優化為只執行公正精確的行動。對大部分的人來說，情緒（通常是系統一所負責）是構成我們本質的核心，所以當我們感到壓力或是過度情緒化時，系統二就沒辦法順暢運作。

　　不管是什麼樣的成癮行為，這些反應的強度都會透過重複進行而增加，也就是在訓練抗力。每當我們在臉書上討「讚」，我們就舉起一次「我人見人愛」的啞鈴；每當我們興起去抽了根菸，我們就做了一次「我愛菸」的伏地挺身；每當我們很興奮地跑向同事，跟他說我們最新最棒的點子，我們就做了一個「我很聰明」的仰臥起坐。我們真的做了好多訓練啊！

有些時候，我們不再繞著圈跑，停止不斷深化我們（長期持續）的正增強與負增強迴圈。這什麼時候會發生？通常在我們筋疲力盡時，也就是我們踩踏板踩累了，開始領悟一件事實：這一切都是白費力氣。當我們停下來觀察自己的人生，我們會退一步，發現自己迷失方向、原地打轉；我們會拿出羅盤，發現自己一直走錯路。最美妙的事情是，若我們**專注於**我們如何造成自己的壓力並進行覺察，就可以開始訓練自己走向另一條路。

但我們的抗力訓練並不會徒勞無功，它可以提醒我們，這些行為會帶我們走錯路而痛苦不滿。若我們愈能看清這些討厭的後果是重複行為所造成的，那我們就愈能醒悟，自然愈不會採取這些行為。那曾經是幸福來源的興奮感已經對我們失效，為什麼？因為放下帶來的獎勵以及單純地專注當下的感覺，好過受苦受難。我們的大腦本來就被設定來進行學習，只要我們看清限縮、自我深化的獎勵，與開放、寬闊、充滿喜悅的渾然忘我的獎勵這兩者間的不同，我們就能學會如何閱讀自己的羅盤，將自己重新定位，往另一個方向出發，通往真正的幸福。了解手邊的工具該如何運用非常重要，我們可以將其發揮到極致；面對我們自身的痛苦，不要為了遠離它而限縮自己，或是讓自己陷入另一個習慣循環中掙扎，反而該拿出羅盤問問自己，「我現在到底要往哪裡去？」我們甚至可以感恩地對著我們的習慣致敬，因為事實上，在這一刻它可說是我們的人生導師，幫助我們更了解自己與習慣反應，讓我們經驗成長茁壯。

我們再回到訓練抗力的比喻當中，當我們在健身房裡做重量訓練時，我們會計算要舉多重，以及要舉多少次，還有要維持抵抗重力（抗力）的姿勢多久。這項訓練的各個面向都會強化肌肉。這章

開頭的寓言中，小僧侶將他的心靈重擔舉起，然後持續地扛著它直到它變得愈來愈重，當他無法繼續扛著的時候，他才憤怒地將這重擔丟到同行者的腳邊。

　　當你開始任何形式的不抗力或是反抗力訓練，不管是參與正念減壓課程或是使用其他方法試圖改變，我們都可以將這三種健身房中常看到的訓練方式，應用到我們每天的反應中。我們**有多常**讓自己置身事中呢？了解這點最簡單的方式，就是去找找某種顯示出衝動或依戀的體內緊縮感。要記得，這種身體感覺不管在愉悅或不愉悅的經驗中都會發生；我們負擔**有多重**呢？就等於是，我們感到多緊縮呢？還有，我們背負它有**多久**了呢？我們更清楚地了解自己的反應後，自然會導引自己走向相反的道路：放下。同樣的公式也可以拿來檢驗我們在這領域中的進展：我們有多常放下，或是不以過去習慣的方式來反應呢？當我們承受某種狀況時，有沒有感覺比過去輕鬆點呢？也就是說，我們是不是沒那麼深陷其中呢？我們背負它有**多久**了呢？如果我們注意到自己一直背負著某種負擔，我們能多快將它放下（而且不再撿起來）呢？

　　我們可以將反抗力訓練視為一種探索，而非為了達成某種目的而建立的規則教條。定位出壓力以及壓力的反方向，並不會讓我們有什麼**特別收穫**。反倒是專注才有助我們**隨時隨地**都能啟程前往**特別的方向**。我們對手上的羅盤愈熟悉，就愈容易意識到這套生活模式是否準備好可以啟動。我們不用為了得到某樣東西，而刻意去做任何事或是前往某處。我們所要做的，就只是覺察自己原有的行為模式所帶來的感覺，其餘的就會自動各就各位。當我們打開心眼洞悉真實，就能持續往正確方向前進。

192

艾略特在《四個四重奏》第四節的最後一段寫道：

我們不會停止探索，
因為所有探索的終點
將會到達我們的起點，
而且是初次知道這地方。
透過那未知、卻深植在記憶中的大門
當最後一塊未被發現的土地
就是大地的初始之處；

我們在尋找什麼？他接著告訴我們幾個句子：

不為人知，因為未曾被尋找；
但曾聽聞，隱約聽聞，在寂靜之中
在兩道海浪中間。
倏忽即逝的此刻，此處，此刻，永遠
一種極其單純的狀態
（付出的代價不亞於一切）

　　就本書的脈絡而言，他這裡所提到的「一切」可以被詮釋為我
們在日常生活中所戴上的每一副有色眼鏡，我們一直戴著這些眼鏡
來建立、防衛以及保護我們的自我感覺。如果我們去除所有的主觀
偏見、放下我們本來所有的世界觀，完全擺脫自己原本固有的生活
方式，會發生什麼事呢？

他以此作結：

而一切終將安然無恙，

所有事物終將安然無恙。

當火舌交織纏繞，

直至火焰如皇冠糾結

而後火與玫瑰化為一體。[13]

聽來這獎勵很不賴。

註釋

1　原註：本章開頭格引自安德魯‧博伊德所著《每日苦痛：與宇宙中萬物有所連結的痛苦》
　　（ *Daily Afflictions: The Agony of Being Connected to Everything in the Universe*）

2　原註：Lao Tzu, *Tao Te Ching*, trans. Stephen Mitchell (New York: Harper Perennial, 1992), chap. 59.

3　譯註：英文原文引用自 Stephen Mitchell 所翻譯的道德經第五十九章。中文原文如下：「治人事
　　天，莫若嗇。夫唯嗇，是謂早服。早服謂之重積德。重積德則無不克，無不克則莫知其
　　極，莫知其極，可以有國，有國之母，可以長久，是謂深根固柢，長生久視之道」。由
　　於英文譯者於解讀中文古文有文化差異等的因素影響，因此該篇的英文翻譯與道德經本
　　身相去甚遠，故在這邊將中文原文附上供讀者參考。

4　原註：S. Del Canale et al., "The Relationship between Physician Empathy and Disease Complications: An
　　Empirical Study of Primary Care Physicians and Their Diabetic Patients in Parma, Italy," *Academic
　　Medicine* 87, no. 9 (2012): 1243–49; D. P. Rakel et al., "Practitioner Empathy and the Duration of
　　the Common Cold," *Family Medicine* 41, no. 7 (2009): 494–501.

5　原註：M. S. Krasner et al., "Association of an Educational Program in Mindful Communication with
　　Burnout, Empathy, and Attitudes among Primary Care Physicians," *JAMA* 302, no. 12 (2009):
　　1284–93.

6　原註：T. Gyatso (Dalai Lama XIV), *The Compassionate Life* (Somerville, Mass.: Wisdom Publications,
　　2003), 21.

7　原註：Krasner et al., "Educational Program in Mindful Communication."

8　原註：The quotation was published in the *Bankers Magazine* in 1964 and has also been attributed to Will
　　Rogers.

9　原註：B. Thanissaro, trans., *Dhammacakkappavattana Sutta: Setting the Wheel of Dhamma in Motion* (1993); available from Access to Insight: Readings in Theravada Buddhism, www.accesstoinsight. org/tipitaka/sn/sn56/sn56.011.than.html.

10　譯註：中譯本參考 © 2005 良稹 http://myweb.ncku.edu.tw/~lsn46/tipitaka/sutta/samyutta/sn56/sn56-011-liangj/

11　原註：S. Batchelor, *After Buddhism: Rethinking the Dharma for a Secular Age* (New Haven, Conn.: Yale University Press, 2015), 27; emphasis in the original.

12　原註：Ibid., 125.

13　原註：T. S. Eliot, "Little Gidding," in *Four Quartets*. In the United States: excerpts from "Little Gidding" from *Four Quartets* by T. S. Eliot. Copyright 1942 by T. S. Eliot; Copyright c renewed 1970 by Esme Valerie Eliot. Reprinted by permission of Houghton Mifflin Harcourt Publishing Company. All rights reserved. In the UK and the rest of the world: published by Faber and Faber Ltd., reprinted with permission.

| 後記 |

未來即是現在

你不能強迫快樂，長遠來看，你不能強迫任何事情。我們不用強迫的，我們所需要的，就只是合適我們的行為工程。

——引自史金納所著，《桃源二村》中弗雷澤先生所說的話

我們已經用了整本書來探討幾乎什麼事都有可能讓我們成癮，不管是香菸、酒精、毒品，甚至是自我形象。這不是我們的錯，是我們的基因讓我們將行為與結果串聯成對，然後透過獎勵而受到刺激，目的是為了生存。而不管是史金納，還是其他學者所做的行為研究，在在都顯示理解這些學習歷程的運作模式能幫助我們改變這些行為。

從這項發現中，史金納看見它更廣的意涵，並進一步提出這種學習歷程可以應用到所有事上，包括性與政治。他唯一一本的小說《桃源二村》（一九四八）背景設定在第二次世界大戰後的美國某心臟地帶，它描寫了一個刻意建立的烏托邦式社會，這也是他動物實驗的自然進程與社會化延伸的範例。在這本小說中，史金納強調自我控制工程是實現這理想的方式，這理想也是一種崇高概念，但基於我們目前大腦的進化狀態，實現上可能會有些固有的侷限性。

有趣的是，佛教心理學家檢視和史金納一模一樣的這段學習歷程時，可能已偶然發現了一道解決方案。當他們將關注自我以及透過獎勵導向學習所促進的主觀偏見發展，當成是這艱苦歷程的核心要素時，不僅發現了這過程中的一大關鍵角色（渴求與慣性反應），同時

也找出一道優雅簡單的解決方案：關注我們一舉一動會帶來的獎勵。

當我們能更清楚明白行為所產生的後果，便能有助降低自己的主觀偏見，而且這樣的重新定位自然會讓我們步出不健康的習慣，脫離壓力並朝向一種不必靠獲得外物就能到手的幸福。這種調整能夠讓我們保留生命能量，用於改善我們的生活，比如變得比較不會分心、或是更全心全意地參與這世界、發現更大的幸福，甚至體驗到心流。如果這條路正確的話（而且有大量的科學證據指出這一點），是什麼阻礙了我們呢？

瘋狂科學家

在《桃源二村》中，史金納舉出許多參考資料，直指在這刻意營造的社區外的世界，早已在每天的生活中建置了行為工程。廣告招牌又大又迷人，夜店與其他形式的娛樂讓人感到刺激興奮，所以大家會拚命花錢去看表演。他特別指出，廣告與宣傳手段氾濫猖獗，藉由恐懼與刺激來圈養大眾。當然，這些都是正增強與負增強的例子。當某種手段有效，就會被反覆利用。舉例來說，不需要去看最近的選舉看板，你照樣知道政治人物是如何發言散播恐懼（行為）：「這國家不安全！我會保障大家安全！」擔心被傷害的念頭，會促使選民投票支持特定候選人。如果這招奏效使該候選人當選（獎勵），那麼我們可以打賭，下次的選舉只要條件（有個「必然」的威脅存在）許可，同樣的策略仍會派上用場。

這種形式的行為工程有時可能是陳腔濫調或害處不大，一部分是因為它們隨時隨地可見。畢竟，總統大選每四年一次，恐懼導向的

196

選舉策略不是新鮮事。然而，我們於心理學和獎勵導向學習在科學理解上的進步，可與現在技術相結合，並在實質上解決掉史金納的擔憂——這可達到前人未及的程度。在《桃源二村》中史金納所強調的重點之一，是特定組織針對一整個社區進行科學實驗、並提出快速明確實驗結果的能力。《桃源二村》的實驗樣本是一千人，一家現代化的跨國公司可能每天都有**數十億**客戶使用其產品。該公司的工程師可以選擇性地調整這產品的各個零件，並在幾天甚至幾小時內得出決定性的結果，而這端賴實驗中納入多少受試者而定。

社會科學家已經發現，不管是正向情緒或負向情緒，都可以轉移到他人身上——這現象被稱為情緒感染（emotional contagion）。如果有人很明顯地帶著愉悅的心情走入房間，其他人也可能會感覺到開心，好像情緒會感染一樣。在與康乃爾大學（Cornell University）的合作下，臉書的資料科學家亞當・克萊默（Adam Kramer）想了解這種現象是否也會出現在社交網路的線上互動中[1]。當七十萬臉書使用者所觀看的電子新聞內容經操作後，會改變使用者所觀看（分別是正向或負向）的情緒內容量。研究者減少正面貼文的數量後，使用者也會隨之產生趨勢變化：他們會減少發表正面貼文。在負面表現中的效果則則正負參雜，當負面貼文減少之後，使用者也會減少負面貼文，而且還會增加更多的正面內容。這類的「行為工程」正如史金納——早在七十年以前——所預測的一樣！

這項研究頗具爭議，一部分是基於倫理上的考量，因為他們並未獲得受試者的認可。而使用者同意臉書使用條款是否就等同於「簽署」研究同意書，這一點再說明上並不明確。一般來說，受試者應該被告知他們將參與什麼樣的實驗內容，但如果欺瞞本身就是實驗的

197

一部分，倫理委員會則必須同意欺瞞的好處會大於風險。有趣的是，這項研究爭議之所以被攤在陽光下，正是由於他們公開了發表研究成果。當一間公司不依賴科學發表來增加收入時，它可以關起門來，以爭取客戶與增加收入的名義，永無止盡地進行實驗。

拜現代科技所賜，幾乎是任何規模的公司都可以做所謂的 AB 測試（A/B testing），意思就是控制單一變因，看看會有什麼結果。樣本數愈大，結果就會愈準確。擁有大量客戶以及資源的大型公司，或多或少可以更快速且持續地操縱我們的行為。

史金納式的行為工程技術可以應用在所有產業上。那麼又是什麼原因無法派上用場呢？如果我們試著讓民眾購買我們的產品，就得去思考該怎麼激發他們出手（他們的「痛點」）。另一個例子就是食物工程。二〇一三年，麥可・摩斯（Michael Moss）在紐約時報週刊上發表了一篇名為「成癮性垃圾食物背後的超凡科學」的評論，該篇揭開食物工廠的神秘面紗[2]。他提到所有食物呈現的方式都經過設計，不管是顏色、氣味、味道，還有感覺都被設計得盡善盡美。食物可以被設計來啟動我們的多巴胺系統，好讓我們吃得更多，就算我們並不餓。要記得，整個演化故事就從這裡開始，我們為了存活必須得吃；當令人垂涎欲滴的食物不餘匱乏時，我們學會在快樂、悲傷、焦慮、焦躁，或無聊時狼吞虎嚥。不幸的是，這種行為工程被利用來促使我們過度消費，無論獎勵是食物、藥品、社交媒體，還是購物。

在此指出這現代生活中普遍存在的現象，目的並不是恐嚇大家。而是隨著市場擴張以及我們更密切地與全球連結後，這些長期以來的操作手法將會愈來愈盛行。此外，就像史金納所說，恐懼也可以被用作一種操控手段。身為一位精神科醫師、朋友、丈夫、老師以及兄

弟，我看過太多人受苦受難，這時我的痛點就會被觸動，自己受苦以及看別人受苦都令人十分難受。對他們痛苦感同身受之餘，我開始想要幫助他人舒緩痛苦，所以我運用所知所學，將自己對於苦難源頭的理解傳授給大眾，讓人人都能發展一套屬於自己的工具，進而緩解痛苦的感受——不管是自己或別人的。

打不贏就當同夥吧！

傑夫·沃克（Jeff Walker）是位個頭高大但說話溫和的老派紳士，由於他想了解我實驗室中的即時功能性核磁共振神經回饋，便在一位朋友介紹下與我認識。二〇〇七年，沃克自一間私人股票公司退休之後，便逐漸將時間花在替非營利組織籌措資金上。他發現與非營利組織的委員和領導者共事很有成就感，甚至寫了一本名為《公益網絡》（*The Generosity Network*）的書。

我們有許多共同興趣（包含音樂與靜觀），於是我讓他在功能性核磁共振機器中進行了一次掃描。在掃描器中，我們讓他嘗試不同靜觀技巧以及即興音樂演奏等等，其間他可以看見自己的後扣帶回皮質起伏的活動度。大約一個半小時後，他看來心滿意足地爬出掃瞄器，然後我們一起共進午餐。當我們坐下開始享用午餐時，他跟我說我應該要創辦公司，然後他隨手拿起一張餐巾紙描繪著，「這些工具需要推廣到世界各地」，他邊咬著三明治邊說。

我從沒想過要創辦公司，我曾是（現在也是）科學家，我念研究所的目的是找出真相、並了解這世界的運作方式。我有點焦慮，但傑夫說服我，創建一間公司是個幫助大眾的好方法，同時也能讓

199

我們的研究移出學術的象牙塔。我們的天使投資者將心力投入於社會改革而非投資回報，在他們的贊助下我們創立了一間公司。一開始公司名稱叫 goBlue 實驗室（goBlue Lab），因為耶魯的代表色是藍跟白，而且當受試者的 PCC 活動度下降時，神經回饋圖像也是以藍色柱形呈現。接著我們把名字改為克萊莉塔斯心靈科學（Claritas MindScience），claritas 在拉丁文的意指清晰或明亮，亦即我們只要看得夠清楚，就可以克服成癮行為。

公司創立的初衷，是向民眾展示我們在實驗室中所學到的獎勵導向學習相關知識，進而教導人們重新定位羅盤，並挑戰消費主義的潮流。我們曾讓一些入門靜觀練習者（在第四章所提到的）接觸到「放下」的體驗，或許我們可以開發設備和培訓計畫，以便幫助人們主動進行練習。我們真心認為，由於當今世界的種種環境條件不但深化了成癮症狀，成癮的數也持續增加，因此現在該是時候將實驗室裡的知識付諸實踐了。

諷刺的是，耶魯的凱西‧卡羅爾（Kathy Carrol）以及她的研究小組一直在研究如何推廣行為治療，以便維持它們的功效。在史蒂夫‧馬汀諾（Steve Martino）的主導下，卡羅爾的團隊最近發表了一篇文章，指出即使訓練有素的治療師知道自己身在研究中，且有人正在錄影記錄，他們仍在治療中花費大量時間與病患進行「非正式討論」—換句話說，就是聊天。有高達百分之八十八的治療師會利用治療時的部分時間討論關於**病患的私事** [3]。先不管這是種對大腦的「獎勵」，像這些不必要的對話對病人而言，完全沒有幫助。有了這項研究資料，卡羅爾發展出了一套認知行為治療的電腦化過程，並以錄製指導語和角色扮演取代一對一諮商。結果證實，這樣的方式對物質濫用症

200

狀的治療有所成效[4]。

延續卡羅爾的腳步，我們的初創公司在數位治療模式發展上又更進一步。我們推論，如果人們在特別的情境下建立起習慣（例如：學會在車內抽菸），而且早已對他們的手機上癮的話，或許我們可以利用會讓他們分心的科技，幫助他們走出不健康的習慣模式，例如抽菸、壓力性飲食，以及其他成癮行為。當我們受到刺激，產生藉由抽菸、進食或是其他的強迫行為來舒緩壓力時，我們必須啟動內在與生俱來就能好奇覺察的能力。

結論就是，我們將正念訓練的指導數位化，如此人們便能透過智慧型手機（或網路）輕鬆方便地進行練習。套一句現在的流行說法，「沒錯，我們有專屬 App」。運用與抽菸（「就想戒癮」〔Craving to Quit〕）及壓力下飲食（「現正好吃」〔Eat Right Now〕）相關的特定痛點，我們首先推出的兩個應用程式每天會提供包含影片、動畫以及即時練習法，讓人們便於在零碎時間做正念訓練（每天的訓練通常不超過五到十分鐘）。我們也將訓練與線上社群做結合，只有 App 用戶才能加入。他們彼此就像同儕一般互相鼓勵及支持，我也會加入並提供一些練習技巧與建議。透過研究 App 在臨床上的應用成果，我們則能評估 App 的運作效果。

二〇一三年五月，在初創公司約莫一年後，我人在華盛頓特區（Washington , DC），剛結束一場辦在約翰霍普金斯大學（Johns Hopkins University）為期數天的靜觀研究諮詢，並拍攝完與正念有關的 TEDx 演講。也是在這裡，我與俄亥俄州（Ohio）參議員提姆萊恩（Tim Ryan）有場聚會。我跟他在前幾年的凝思科學（contemplative science）研究論壇上認識。幾年前，他與喬卡巴金一起參與了他第一

201

次的靜觀靜修後，便讓他驚為天人，自此他開始每天靜觀。他明白正念可以如何有助於緩解國會中的黨派關係，他在眾議院（House of Representatives）發起每週一次靜觀團體，還在二〇一二年出版了一本書，名為《正念國家：如何透過一個簡單的練習幫助我們減輕壓力、增進表現，以及重拾美國精神》（*A Mindful Nation: How a Simple Practice Can Help Us Reduce Stress, Improve Performance, and Recapture the American Spirit*）。

　　一進到他的辦公室，提姆立刻迎向前來詢問我有關正念研究的最新進展。在支持一項計畫之前，他會認真地試著了解研究背後的科學事實，這點讓我印象深刻。我與他談論到最近正念與戒菸的相關發現，以及最近新開發的數位化正念訓練手機 App。就在我用自己的手機向他展示這 App 的特色時，他突然跳起來並叫來工作人員，「嘿！麥可，快進來！」，「你有抽菸對吧？」。麥可走了進來不好意思地承認他抽菸。「這樣吧，你不需要戒菸，但試試這個手機 App 吧，然後再告訴我好不好用」，提姆說道。麥可點點頭離開了房間。

　　當天下午在北上的火車上，我傳給麥可一封電子郵件：「謝謝你自願（或者是被瑞恩參議員自願）協助測試我們的『渴求戒癮』計畫」，然後我傳給他如何開始操作的細節。兩天後，他開始使用 App。接下來的那週，他傳了封電子郵件給我告訴我他的進步，結尾寫道：「再次謝謝你提供我這個機會，我本來沒有打算要戒，但現在我正在用的這個 App，讓我覺得現在戒菸正是前所未有的最佳時機。」一個月之後，我再次收到來自麥可的追蹤郵件：「剛開始使用這 App 時我半信半疑，但我馬上發現它帶來的好處。過去我每天抽十根菸，很害怕忘了帶包菸跟打火機就出門，但二十一天之後，我已

202

渴求的心靈：從香菸、手機到愛情，如何打破難以自拔的壞習慣？

經完全戒菸，如果沒有『就想戒癮』，這根本永遠不可能。」看到這邊，我淚流滿面，我老婆問我怎麼了，我哽咽地說「這個計畫或許真的有效」。

一年後，安德森・庫柏（Anderson Cooper）造訪我位於正念中心的實驗室，拍攝由哥倫比亞廣播公司（CBS）製播的新聞雜誌節目《六十分鐘》（*60 Minutes*）；他才剛訪問完瑞恩參議員。我詢問節目製作人丹妮絲（Denise）有關麥可的事，她說她記得他，而且提到麥可跟她說他目前仍保持戒菸。

「渴求戒癮」目前正在我的實驗室中與控制組做對照下進行臨床實驗，也與美國國家癌症研究院（National Cancer Institute）所設計的戒菸手機應用程式進行直接對照（head-to-head comparison）。我們也將計畫對外公開發表，這樣一來我們就能獲得世界各地的吸菸者的迴響，了解該計畫如何對他們有所幫助，好讓我們能持續改進。同時間我們也發展出一項相關企劃，稱為「馬上好好吃」（意思是，現在就吃得正確健康），幫助人們戰勝壓力性與情緒性飲食。這些計畫，尤其是線上社群，最棒的特色之一就是用戶。他們除了互相支持之外（施比受更有福！），也各自根據個人的練習經驗建立出一套知識庫。每次有人紀錄下自己的進度，或是我回答問題時，這些資訊都會被加進 App 中。將來新用戶就能夠從這些累積的知識和經驗中獲益，這可說是「把愛傳出去」的實例。

我們還致力於開發其他數位化的正念傳播工具。既然我們知道獎勵導向學習透過回饋（獎勵）能夠達到最佳效果，克萊莉塔斯心靈科學（Claritas MindScience）以及我的實驗室便進行密切合作，希望能發展出神經回饋工具，取代一台好幾個億的功能性核磁共振儀器。

203

普桑達（在第三章中曾介紹過的內科醫師）、雷可・梵・維西奧醫師（Remko van Lutterveld）（實驗室中一位資深的博士後研究醫師），以及我們團隊的所有人打造出了一台腦波機器，功能幾乎與功能性核磁共振神經回饋系統一模一樣，都可以記錄陷入自身經驗以及放下時相關的 PCC 活動度。其中最棒的一種回饋是，不管信號增加或減少，我們都可以從中學到東西，而在先導測試中，我們發現這設備會同樣地提供我們關於個人經驗的資訊——知道這兩種不同體驗的感受非常有幫助，這麼一來，讓 PCC 活動度增加的行為就該捨棄，減少的行為就該受到支持鼓勵。

最終，我們的目標在於將神經回饋，以及以手機 App 為基礎的訓練計畫整合在一起，這樣就可以幫助使用者運用這種科學證據支持的訓練方式來改變自己的習慣。而且這計畫不僅僅能標準化，還能做到客製化，並且提供正念工具與必要的回饋，以確保這項工具能被妥善運用。

當我們在世界上愈游愈靠近短期獎勵的漩渦時，我們渴望索求的也愈多。透過了解相同模式的深化過程，這類工具是否能夠讓我們有機會發現：究竟擁有多少食物、金錢、聲望，還是權力，對我們來說才算足夠呢？透過這趟探索之旅，我們或許能找到更持久、更令人滿足的獎勵。而且透過學習正念，我們或許能學會如何帶著更多的覺察與關懷活在這世上，以自己的意識決定是否要全心投入各式各樣的活動中，而不是隨多巴胺亂噴一通。我們可能會發現一段更幸福、更健康的人生，不只是充斥膚淺的興奮刺激而已。

註釋

1　原註：A. D. Kramer, J. E. Guillory, and J. T. Hancock, "Experimental Evidence of Massive-Scale Emotional Contagion through Social Networks," *Proceedings of the National Academy of Sciences* 111, no. 24 (2014): 8788–90.

2　原註：M. Moss, "The Extraordinary Science of Addictive Junk Food," *New York Times Magazine*, February 20, 2013.

3　原註：S. Martino et al., "Informal Discussions in Substance Abuse Treatment Sessions," *Journal of Substance Abuse Treatment* 36, no. 4 (2009): 366–75.

4　原註：K. M. Carroll et al., "Computer-Assisted Delivery of Cognitive-Behavioral Therapy for Addiction: A Randomized Trial of CBT4CBT," *American Journal of Psychiatry* 165, no. 7 (2008): 881–88. Appendix.

你屬於何種正念性格？

在第三章中，我們討論到與獎勵導向學習有關的極端性格障礙。透過這種方式，我們可以更全面地了解人格的建立。在這整本書中，我們討論了許多關於行為不斷重複而變成習慣甚至成癮的具體範例。

如果這些極端行為是透過聯結學習（associative learning）而深化，那麼日常的普通行為呢？我們大部分的行為有沒有可能都跟「趨近與逃避」有關：趨近於我們覺得有吸引力或令人愉快的行為，並逃避那些令我們覺得令人厭惡或不愉快的行為？而且這種模式是否能拿來解釋我們的（非病理性）性格呢？

我們的研究團隊最近發現一本五世紀的佛教「靜觀手冊」，名為《清淨道論》（*Path of Purification*）。它描述大多數，甚至幾乎是全部的人格特質都會落在以下這三個特徵之一：忠實（faithful）／貪婪（greedy）、洞察（discerning）／憎惡（aversive），以及思辨（speculative）／癡迷（deluded）[1][2]。這本手冊描述日常生活的特色，如一個人所食用的食物種類、行走與打扮的方式等等，可作為檢測或決定一個人會落在何種性格分類底下：

透過姿勢，透過舉動，

透過所食、所見等等，

透過心理狀態的升起，

人的性格將可被辨認。

　　舉例來說，當我們走入派對現場，如果是忠實／貪婪型，可能
會環顧四周，驚嘆於桌上的佳餚，並興奮地與她所看到的朋友們往
來；相反的，洞察／憎惡型的人，可能會注意到現場的擺設好像不
大搭嘎，然後稍晚可能會發現她與人爭論；而一個思辨／癡迷型的
人，則最有可能隨波逐流。

　　為什麼這本手冊的作者要費心做這些分類？透過分類他們便可
對學習靜觀的人們給予個人化的建議。這本手冊或許是早期指南之
一，接近現今我們所想的個人化醫療方式，亦即將治療方式與個體
呈現的特徵加以串聯。

　　我們的研究團隊最近也將這種分類架構做更進一步調整，並
發現這些行為傾向可以跟現代聯結學習的機制相互呼應——趨近、
逃避、呆滯。我們針對約九百位志願者測試了四十三個問題，然後
從中發展出適用於任何人且有效的十三個問題，作成行為傾向問卷
（behavior tendencies questionnaire, BTQ）[3]。這問卷作為一種用來預
測以及個人化練習當代正念及生活型態的工具，目前正在接受研究
當中。

　　透過更清楚地認知以及理解我們每天生活的傾向，我就可以更
了解我們自己與我們應對內在及外在世界的慣性反應。我們可以了
解家人、朋友，以及同事的人格特質，而這可以讓我們在生活或工
作上的氣氛更加和諧。例如，忠實／貪婪型的人可能最擅長市場銷
售；洞察／憎惡型的人可能會提出需要高度精確與細膩度的計畫，

207

而思辨／癡迷型或許在腦力激盪過程中最能提出充滿創意的點子。

我們將這些問題列在下方，這樣你就能對自己屬於什麼性格有些概念。確切的分數計算有點複雜，因此如果你想要取得精確的百分比，可以到麻州醫學大學正念中心的網站上進行測驗。

行為傾向問卷（簡短版）

請依序排出最符合你一般行動的選項（不是你覺得應該要怎麼做，或者是在某些特殊情境下會怎麼做）。不要想太多，就用你最初的反應作答。在最符合你行為的答案前面寫 1，有點符合寫 2，最不符合的答案寫 3。

1. 如果我在籌辦一個派對……

____A. 我會希望這個派對很嗨，有很多人參加。

____B. 我只希望特定人士到場。

____C. 我會到最後一刻才想辦法，大家輕鬆就好。

2. 如果需要清理房間時，我……

____A. 會因為讓環境變得美好而感到自豪。

____B. 會很快地注意到問題、不完美，或不整潔的地方。

____C. 通常不會注意，或者不會因為凌亂而感到困擾。

3. 我喜歡讓我住的地方變得……

____A. 漂亮。

____B. 井然有序。

____C. 亂中有創意。

208

4. 工作時我喜歡……

_____A. 熱情且充滿活力。

_____B. 確保每件事情都正確無誤。

_____C. 考慮未來的可能性／思考進步的最佳方式。

5. 與他人談論時，我可能會給人……的印象。

_____A. 溫柔親切的

_____B. 務實的

_____C. 冷靜的

6. 我穿衣風格的缺點是……

_____A. 頹廢的。

_____B. 無趣的。

_____C. 不搭或不協調的。

7. 一般而言，我覺得我自己是……

_____A. 樂觀的。

_____B. 有朝氣的。

_____C. 隨性的。

8. 我的房間是……

_____A. 裝飾華麗的。

_____B. 整齊排列的。

_____C. 亂七八糟的。

209

9. 一般來說，我傾向於……

_____A. 對事物擁有強烈的慾望。

_____B. 嚴厲但思考清晰。

_____C. 活在我自己的世界當中。

　　　　　　渴求的心靈：從香菸、手機到愛情，如何打破難以自拔的壞習慣？

10. 在學校，我可能因……而聞名。

　　＿＿＿A. 擁有很多朋友

　　＿＿＿B. 很聰明

　　＿＿＿C. 愛做白日夢

11. 我平常的穿衣風格是……

　　＿＿＿A. 時尚且吸引人。

　　＿＿＿B. 整齊而且有條理。

　　＿＿＿C. 輕鬆自在的。

12. 我覺得我是……

　　＿＿＿A. 溫柔親切的。

　　＿＿＿B. 考慮周到的。

　　＿＿＿C. 心不在焉的。

13. 當其他人熱衷於某些事情的時候，我會……

　　＿＿＿A. 跟上潮流，且希望能夠參與。

　　＿＿＿B. 可能會有所懷疑。

　　＿＿＿C. 往反方向走。

　　現在分別將每個選項（A, B, C）前面的數字相加，得到總數。分數最低的那個類別代表著你最有可能的傾向。A= 忠實／貪婪，B= 洞察／憎惡，C= 思辨／癡迷

　　以下是每個性格類型的普遍特質摘要：

A. 忠實／貪婪：你傾向樂觀、溫柔親切，而且你可能很受歡迎。

　　你在日常工作中沉著冷靜且思考快速；你可能更傾向於被感官

享受所吸引；你會堅持信念，而且你熱情的本性也會讓你很受歡迎；你表現自信，有些時候你可能會渴望成功；你渴求著愉悅的經歷、好的公司、豐足的食物，讓你能夠引以為傲。你對於表面事物的渴望，有時會讓你心生不滿，在最壞的情況下，甚至可能讓你因此而操弄別人。

B. 洞察／憎惡：你傾向於清晰地思考與洞察，你的智慧讓你能夠很有邏輯性地看待每一件事情，並且能讓你，發現事物的缺陷。你能很快速了解一些概念，而且在快速完成工作的同時，傾向讓它們保持井然有序。你相當重視細節。有時甚至不輕易妥協。有時候你會很有批判性也很嚴厲，你也可能會注意到你對於某些特定人士、地點，或事物有著強烈的厭惡。不順心的時候，你可能會被認為性情乖戾，或是一個完美主義者。

C. 思辨／癡迷：你傾向於隨和且有包容性。你能夠反思未來，並推測可能會發生什麼事。你會有深刻且哲學性的思考；你的外在表現可能不同且多變；有時候你很容易陷入自己的想法或幻想當中；當你做白日夢時，有時候你可能會對事情產生懷疑和擔憂。迷失在思考當中時，你可能會發覺你很容易照著他人建議行事，甚至很容易被說服。最壞的情況下，你會變得混亂、焦躁不安，心不在焉。

註釋

1　原註：A. Buddhaghosa, *The Path of Purification: Visuddhimagga* (Kandy, Sri Lanka: Buddhist Publication Society, 1991).

2　譯註：為了讓讀者加深理解，特補充清淨道論導讀第二部分（該中文版由觀淨法師所翻譯）的內容，如下：定學（concentration）中提到性格的種類中，人的性格傾向有六類

貪（greedy）、瞋（aversive）、痴（deluded）、信（faithful）、覺（discerning）、尋（speculative），並再可成對分成三組。貪心的人對於善行有信心，所以貪與信是一對。瞋心的人對於善行覺察清楚，所以瞋與覺是一對。痴是混亂而不能確立，而尋乃尋求而不能確立，因此是一對。

3　原註：N. T. Van Dam et al., "Development and Validation of the Behavioral Tendencies Questionnaire," *PLoS One* 10, no. 11 (2015): e0140867.

致謝

在此獻上我深深的感謝給協助本書編輯、提供建議與種種一切的所有人,因為你們,這本書才得以完成:珍妮佛·班克斯、凱蒂·霍爾、傑瑞·韋恩斯坦、喬·卡巴金、瑪莉·倫納德·弗萊克曼、艾莉絲·布魯爾、崔西·喬治、黛安·霍根、凱薩琳·克拉姆、尼克耶許·嘉,以及耶魯大學出版社的團隊。

同時也要感謝在我個人靜觀練習的旅途中,曾幫助過我的老師:金妮·摩根、喬瑟夫·葛斯汀、坦尼沙羅長老,還有陪伴我靜坐靜修,或是給予我很多指導的老師們。

感謝我的研究團隊與臨床團隊,還有我的共同研究者,不管是過去或現在,這些人都對於我們了解習慣的形成有著很大的貢獻,也幫助我們朝向減輕受苦的道路邁進:莎拉·波文、威洛比·布里頓、丹·布朗、凱西·卡羅爾、尼哈·喬拉、約翰·邱吉爾、陶德·康斯特堡、傑克·戴維斯、蓋爾·戴伯德、卡麥隆·德萊昂、蘇珊·德魯克、哈尼·阿爾瓦夫、凱思琳·蓋瑞森、傑瑞米·葛雷、里克·赫特、肖恩·(戴)·霍利亨、凱薩琳·克爾、海地·柯貝爾、莎拉·馬里克、G·艾倫·馬拉特、艾希莉·梅森、琳達·梅斯、辛昆·麥克法倫·布雷克、坎迪斯·迷尼克斯·科頓、史蒂芬妮·諾伯、史蒂芬妮·歐馬利、艾力克斯·歐薩奇、普桑達·波、西諾斯·帕帕達米奇、蘿莉·佩伯特、馬可·佛里格爾、馬可斯·普藤札、邱茂林、拉希爾·羅喬尼、布魯斯·羅沙米爾、安德里·亞魯夫、胡安·桑托約、克里夫·沙隆、達斯汀·沙納斯

特、帕皮·荀白克、納吉塔·辛哈、伊凡·湯普森、湯米·索爾西爾、尼可拉斯·梵丹、雷可·梵·維西奧、凱蒂·維克維茲、約亨·韋伯、蘇·威菲路·加布里埃利、派翠克·沃亨斯基、楊華。

　　我也要感謝以下這些人，因為我在各個方面都從這些人身上學習到了許多：布雷特·奧斯壯、伊奧·溫奧斯壯、道格·亞歷山大、無著比丘、李·巴貝拉、歐文·貝克、愛蜜莉·布萊曼、利·布拉星頓、艾立森·布魯爾、布雷特·布魯爾、克里斯·布魯爾、吉爾·布羅克爾曼、柯琳·柯米尼許、羅德里戈·卡納萊斯、文森·坎賈諾、梅格·張、蔡士林、凱西·庫克拉斯、瑞克·柯蒂斯、舒亞·達斯喇嘛、提姆·德加夫雷、布蘭達·芬哥爾德、多蘭·芬克、飛利浦·弗萊克曼、瑪格麗特·弗萊徹、卡爾·富勒維爾、加文·吉爾基、摩根·葛文登、蘇桑·戈文丹、派翠克·吉爾莫特、塔林·格雷科、霍莉·海費萊、海迪·哈比森、丹·哈里斯、尼克·哈雷、查理·哈特威爾、奧斯汀·赫斯特、內特·赫爾曼、格溫諾拉·赫貝特、派翠西亞·荷蘭、麥克·霍勒蘭神父、安德魯·霍普、尤金·肖、亞莉安娜·赫芬頓、查理·亨特、傑瑞米·亨特、丹尼爾·英格拉姆、鮑伯·賈各布森、朱爾·拉尼·嘉、雪莉許·嘉、小梅特蘭·瓊斯、菲力克斯·榮格、泰勒·金百利、凱薩琳·金、菲比·柯赫、林·科爾伯、彼得·科瓦奇、比爾·格蘭、史考特·克里斯、史塔里納·弗萊克曼、克萊頓·萊特福特、科爾曼·林斯利、科林·利弗西、莉莎·洛克納、保羅·馬查多、朱利安·馬歇爾、佛羅倫斯·梅利歐·梅爾、亞隆·米勒、崔西·米瑟、莉莎·穆格里亞、婁·穆格里亞、卡拉·藍斯、巴恩斯·彼德森、維吉尼亞·皮爾斯、凱蒂·普拉格、比爾·普格、海

地‧瑞亞拉、艾莉西雅‧羅密歐、喬許‧羅曼、提姆‧萊恩、雪倫‧薩爾茲堡、薩奇‧聖多瑞里、皮特‧史瓦茲、榮恩‧塞拉諾、吉爾‧謝發德、提米‧沙利文、麥可‧塔夫托、維克多‧梵伯克爾、傑夫‧沃克、蓋瑞‧韋伯等。

索引

渴求的心靈：從香菸、手機到愛情，如何打破難以自拔的壞習慣？

延伸閱讀

- 《十二步驟的療癒力：擺脫成癮，啟動轉化》（2019），康復之友（Friends in Recovery），心靈工坊。
- 《心腦奇航：從神經科學出發，通往身心整合之旅》（2017），丹尼爾・席格（Daniel J. Siegel, M.D.），心靈工坊。
- 《正念減壓，與癌共處》（2014），琳達・卡森（Linda E. Carlson）、麥可・史貝卡（Michael Speca），心靈工坊。
- 《上網不上癮：給網路族的心靈處方》（2013），張立人，心靈工坊。
- 《減壓，從一粒葡萄乾開始》（2012），鮑伯・史鐸（Bob Stahl, Ph.D.）、依立夏・高斯坦（Elisha Goldstein, Ph.D.），心靈工坊。
- 《像佛陀一樣快樂：愛和智慧的大腦奧秘》（2011），瑞克・韓森（Rick Hanson）、理查・曼度斯（Richard Mendius），心靈工坊。
- 《喜悅的腦：大腦神經學與冥想的整合運用》（2011），丹尼爾・席格（Daniel J. Siegel, M.D.），心靈工坊。
- 《改變大腦的靈性力量：神經學者的科學實證大發現》（2010），安德魯・紐柏格（Andrew Newberg）、馬克・羅勃・瓦德門（Mark Robert Waldman），心靈工坊。
- 《是情緒糟，不是你很糟：穿透憂鬱的內觀力量》（2010），馬克・威廉斯（Mark Williams, Ph. D.）、約翰、蒂斯岱（John

Teasdale, Ph. D.）、辛德·西格爾（Zindel Segal, Ph. D.）、喬·
卡巴金（Jon Kabat-Zinn, Ph. D.），心靈工坊。

- 《當下，繁花盛開》（2008），喬·卡巴金博士（Jon Kabat-
Zinn, Ph.D.），心靈工坊。
- 《成癮與大腦：重度毒癮者的自白及成癮行為的形成和治療》
（2018），瑪亞·莎拉維茲（Maia Szalavitz），遠流出版。
- 《成癮的大腦：為什麼我們會濫用藥物、酒精及尼古丁》
（2018），邁克爾·庫赫（Michael Kuhar），本事文化。
- 《正念減壓的訓練：風行全球，哈佛醫學院、Google、麥肯錫、
蘋果都在用》（2017），陳德中，方智出版。
- 《下流青春：走過上癮地獄的大改人生》（2017），張進益、孔
繁芸，遠流出版。
- 《正念療癒力：八週找回平靜、自信與智慧的自己（卡巴金博士
二十年經典增訂版）》（2013），喬·卡巴金（Jon Kabat-Zinn
Ph.D.），野人文化。

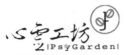

Holistic 134

渴求的心靈：
從香菸、手機到愛情，
如何打破難以自拔的壞習慣？
The Craving Mind: From Cigarettes To Smartphones To Love–
Why We Get Hooked & How We Can Break Bad Habits
作者：賈德森‧布魯爾（Judson Brewer）
譯者：陳建鴻

出版者—心靈工坊文化事業股份有限公司
發行人—王浩威　總編輯—王桂花
特約編輯—王聰霖　責任編輯—饒美君
封面設計—高鍾琪　內頁排版—龍虎電腦排版公司
通訊地址—10684 台北市大安區信義路四段 53 巷 8 號 2 樓
郵政劃撥—19546215　戶名—心靈工坊文化事業股份有限公司
電話—02）2702-9186　傳真—02）2702-9286
Email—service@psygarden.com.tw　網址—www.psygarden.com.tw
製版‧印刷—中茂分色製版印刷股份有限公司
總經銷—大和書報圖書股份有限公司
電話—02）8990-2588　傳真—02）2290-1658
通訊地址—248 新北市新莊區五工五路二號
初版一刷—2019 年 7 月　ISBN—978-986-357-154-4　定價—460 元

The Craving Mind: From Cigarettes To Smartphones To Love–
Why We Get Hooked & How We Can Break Bad Habits
© 2017 by Judson Brewer
All rights reserved
Origianlly published by Yale University Press
Chinese language (complex characters) rights handled by Bardon-Chinese Media
Agency, Taipei
Chinese translation Copyright © 2019 by PsyGarden Publishing

國家圖書館出版品預行編目資料

渴求的心靈：從香菸、手機到愛情，如何打破難以自拔的壞習慣？ /
　賈德森‧布魯爾 (Judson Brewer) 著；陳建鴻譯 . -- 初版 . --
　臺北市：心靈工坊文化，2019.07
　　面；　公分 . -- (HO；134)
　譯自：The craving mind : from cigarettes to smartphones to love--why we get hooked
　　and how we can break bad habits
　ISBN 978-986-357-154-4(平裝)

1. 戒癮 2. 習慣

411.8　　　　　　　　　　　　　　　　　　　　　108011280

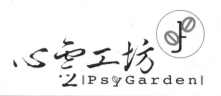
心靈工坊
|PsyGarden|

10684台北市信義路四段53巷8號2樓
讀者服務組　收

免　貼　郵　票

（對折線）

加入心靈工坊書香家族會員
共享知識的盛宴，成長的喜悅

請寄回這張回函卡（免貼郵票），
您就成為心靈工坊的書香家族會員，您將可以——

⊙隨時收到新書出版和活動訊息

⊙獲得各項回饋和優惠方案